Osteoporose-Kochbuch

Margrit Sulzberger

Osteoporose Kochbuch

Ein Ratgeber zur Vorbeugung
und Behandlung
Mit vielen neuen Kochrezepten

Vorwort von Dr. med. Rüdiger Dahlke

AT Verlag

In den einleitenden Kapiteln dieses Buches werden die Zusammenhänge zum Teil sehr ausführlich und in eher wissenschaftlicher Art dargelegt. Am Ende jedes Kapitels finden Sie – in farbig hinterlegtem Kästchen und mit dem Kristall-Signet gekennzeichnet – jeweils eine gut verständliche Zusammenfassung der wichtigsten Punkte.

Dieses Buch ist eine vollständig durchgesehene und korrigierte Neuausgabe des 1997 erstmals erschienenen «Osteoporose-Kochbuchs» von Margrit Sulzberger und Jacqueline Fessel.

AT Verlag, Aarau, Schweiz
Fotos: Lotti Bebie, Zürich
Food Styling: Jacqueline Fessel
Lithos: AZ Grafische Betriebe AG, Aarau
Druck und Bindearbeiten: AZ Druck und Datentechnik, Kempten
Printed in Germany

ISBN 3-85502-756-0

www.at-verlag.ch

Inhaltsverzeichnis

Vorwort von Dr. med Rüdiger Dahlke

Gerne komme ich dem Wunsch nach, diesem Buch ein Vorwort voranzustellen. In jahrelangem Austausch mit den Autorinnen hat sich die Verbindung von Bewusstseinsarbeit und praktischer Kochkunst, die theoretische Erkenntnisse direkt umsetzt, bewährt. Zu erkennen, was einer gesundheitlichen Störung zu Grunde liegt, ist die eine Seite, die uns die Kraft geben kann, die Weichen für die andere ebenso wichtige richtig zu stellen, jene Seite nämlich, die auf Umsetzungsschritte im täglichen Leben zielt. Dass hier die Ernährung eine zentrale Rolle spielt, wird sogar zunehmend von Schulmedizinern (an)erkannt. Dieses Zusammenspiel von Theorie und (Ernährungs)Praxis, das sich schon beim Allergie- und Rheumabuch der Autorinnen bewährt hat, gilt natürlich in gleicher Weise für die Osteoporose, jenes neu entdeckte Schreckgespenst der Wechseljahre.

In einer Zeit, die Bilanz für ein halbes Leben fordert und folglich überreich mit Symptomen befrachtet sein kann, werden Dinge wie die Ernährung besonders wichtig. Denn oft ist der Körper unter den Belastungen dieser grössten Umstellung im Lebenslauf nicht mehr in der Lage, Schwachstellen und Anfälligkeiten zu kompensieren. Eine andere wichtige und schwierige Übergangszeit ist die Pubertät, in der die Bilanz über die zurückliegende Zeit der Kindheit und Jugend ansteht. Auch hier können von der Pubertätsakne bis zur Magersucht Symptome ihr Recht fordern, aber im Gegensatz zu den Wechseljahren geht es doch wenigstens in der gleichen Lebensrichtung weiter; ausserdem ist die Lebensspanne, über die Bilanz zu ziehen ist, nicht halb so lang. Im Wechsel ist dagegen mit der Lebensmitte der Umkehrpunkt erreicht – die Richtung im Lebensmandala dreht sich um. Es ist jene Zeit, auf die sich der Christussatz bezieht: «So ihr nicht umkehret und wieder werdet wie die Kinder, das Himmelreich Gottes könnt ihr nicht erlangen.» Der Wechsel der Entwicklungsrichtung gilt natürlich für beide Geschlechter, auch wenn er bei Männern unterschätzt und heruntergespielt wird. Aber auch sie haben Bilanz zu ziehen und zeigen eine Fülle von Symptomen, vom Anschwellen der Vorsteherdrüsen und den daraus resultierenden Problemen beim Wasserlassen bis zu Depressionen. Männer haben lediglich den Vor- und Nachteil, keine speziellen Männerärzte zu haben, die ihnen mit Hormongaben und erhöhter Operationsbereitschaft zu Leibe rücken.

In dieser Umkehrzeit, auf der Klimax, dem Höhepunkt, des Lebens angekommen, können viele offene Rechnungen präsentiert werden und den Körper und seine Möglichkeiten bis an Grenzen fordern. Jetzt ist es über die Massen wichtig, ihn nicht zusätzlich durch Fehler in der Lebensführung zu belasten. Das eigentliche Thema dieser langen Zeit – es handelt sich ja um Wechseljahre, nicht etwa -monate oder -wochen – ist die Umkehr und die Vorbereitung auf die zweite Lebenshälfte. Im Bild des Mandalas als Grundmodell des Lebensweges, der aus der Einheit des Mittelpunktes zur Lebensmitte des Kreisumfanges führt, steht nun der Heimweg zurück zur Mitte an. Wie der erfahrene Kletterer bei einer Bergtour zieht der Körper mit Erreichen des Gipfels Bilanz und versucht alles, um sich den Abstieg zu erleichtern. Dies ist die Zeit, im Hinblick auf äussere Aktivitäten kürzer zu treten, von (über)fordernden Posten und Positionen zurückzutreten und den eigenen Lebensplan im Hinblick auf Rückweg und «Abstieg» kritisch zu überdenken. Es geht darum, in äusserlichen Dingen Ballast abzuwerfen – eine primär auf die übertragene Ebene zielende Forderung, die bei Nichtbeachtung allerdings zu körperlichen Konsequenzen führt. Wie in allen anderen Fällen springt der Körper ein, wenn die Seele ihre Aufgabe verkennt oder verweigert. So wie sich bei Allergien der Kampf auf die körperliche Ebene verlagert, wenn sich die Betroffenen in übertragener Hinsicht dem (Lebens)Kampf nicht ausreichend stellen, kann auch in den Wechseljahren der Körper anfangen, Ballast abzuwerfen, um sich das Leben bzw. den Rückweg zu erleichtern, wenn die Betroffenen diese Aufgaben im übertragenen Sinne verweigern. Und dies gelingt ihm am besten durch Entkalkung der Knochen!

In den modernen Industriegesellschaften des Westens gilt die Lebensmitte – im Gegensatz zur Wertschätzung, die sie in anderen Kulturen geniesst – als etwas Negatives und geradezu Bedrohliches – eine Auffassung, die dem Höhepunkt des Lebens in keiner Weise gerecht wird. Für die junge Indianerin signalisiert der Einbruch der Periode, des roten Mondes, in ihr Leben den Beginn des Frauseins, das Ausbleiben der Periode zeigt ihr den Beginn der Mutterschaft an, und das endgültige Ausbleiben des roten Mondes in der Lebensmitte macht sie zur grossen Mutter. Hier wird der Höhepunkt des Lebens deutlich betont, und natürlich ersehnen die Frauen in sogenannt primitiven Gesellschaften diesen (Fort)Schritt von der kleinen zur grossen Mutter. Unser Wort Grossmutter spricht ebenfalls noch von diesen Chancen, ohne sie aber auch nur im Ansatz wahrzunehmen.

Wenn wir das Leben mit dem Bau eines Hauses vergleichen, entspricht die Lebensmitte dem Richtfest. Beim Hausbau kann jeder erkennen, dass die zweite Hälfte mit dem Innenausbau und der Fertigstellung mindestens so wichtig ist wie die erste. Im Leben ist das nicht anders, und insofern hat der Körper mit seinem Bestreben, Ballast abzuwerfen, um sich den Heimweg zu erleichtern, mehr recht als jene Frauenärzte, die mittels Hormongaben dem Organismus vormachen wollen, dass die Zeit für den Wechsel noch nicht gekommen sei. Das ist schlicht Betrug am Körper und schlimmer noch Betrug am Leben der betroffenen Frauen. Eigentlich müssten diese Mediziner Calcium verschreiben, um dem «Kalkmangel» der Knochen zu begegnen. Das hat man auch versucht, nur hatte es kaum Wirkung, da der Organismus der übergeordneten Idee des Ballastabwerfens in dieser Zeit deutlich stärker verpflichtet ist. Anstatt den angebotenen Kalk in die Knochen einzubauen, scheidet er ihn sogar wieder aus. Der Körper springt für die sich verweigernde Seele ein und erfüllt die Aufgabe, die ihm vorrangig erscheint. Insofern arbeiten hier moderne Mediziner dem zeitlosen Lebensrhythmus diametral entgegen und bringen unbewusst Frauen, die ihnen Glauben schenken, um das halbe Leben. Es ist schon schwer genug, mit der Entwicklung des Körpers etwa in der Pubertät seelisch Schritt zu halten. Zwingt man den Körper durch Hormongaben, vor der Lebensmitte Halt zu machen, wird die Seele nicht in der Lage sein, ohne den Körper den notwendigen Weg allein zu bewältigen.

Natürlich sind die Vorteile der Hormongaben für alle im engeren und weiteren Sinn Betroffenen nicht zu übersehen. Die Frauen ersparen sich die Mehrzahl der «Bilanzsymptome», weil sie gar nicht bis zur Mitte kommen und folglich gar nicht Bilanz ziehen. Sie bekommen somit aber auch nicht mit, wie die Dinge stehen, was ja Sinn einer ehrlichen Bilanz wäre. Die mitbetroffenen Ehemänner schätzen die Hormongaben ebenfalls, da sie die Frauen am weiblichen Pol festhalten und verhindern, dass sie sich um die Verwirklichung ihres männlichen Seelenanteils, des Animus im Jungschen Sinne, kümmern. Das nämlich passiert, wenn der Einfluss des Östrogens allmählich zurückgeht. Die Frau beginnt sich natürlicherweise mehr um ihren männlichen Seelenanteil zu kümmern, und wenn der Ehemann sich dann nicht entsprechend um seinen weiblichen Pol, die Anima, kümmert, gibt es plötzlich zwei Aspiranten für ein und dieselbe Position und damit Auseinandersetzungen. Auch die Ärzte verschreiben nicht ungern Hormone für die Wechseljahrbeschwerden, eröffnet sich hier doch ein weites Arbeitsfeld. Ähnliches ist von der Pharmaindustrie zu berichten, die sich den riesigen Markt bereits weitgehend erschlossen hat.

Zwar bräuchte diese Erde nichts so dringend wie den weiblichen Pol, allerdings in übertragenem Sinn und nicht in materieller Form. Überschwemmen wir dagegen unsere Umwelt auf materieller Ebene mit riesigen Hormonladungen, beschwören wir damit erhebliche ökologische Probleme herauf. Bereits heute müssen wir feststellen, dass sich die Zahl der männlichen Spermien innerhalb von vierzig Jahren auf die Hälfte reduziert hat und dass bereits über vierzig Prozent der jungen Männer in den USA zeugungsunfähig sind. Männer vertragen weibliches Hormon nur sehr begrenzt und reagieren auf die momentan in unserer Umwelt angebotenen Mengen in ihrer Männlichkeit sehr beleidigt. Allein schon aus diesen Gründen kann man davon ausgehen, dass die vermeintliche «Lösung aller Wechselprobleme» mittels Hormongaben nur ein zeitlich begrenzter Irrweg bleiben wird und wir uns langfristig andere Wege überlegen müssen.

Würde die betroffene Frau (und im Prinzip auch der Mann) die Heimreise auf dem Lebensweg bewusst antreten, bräuchte sie gar nicht mehr so stabile, feste Knochen wie für den Hinweg, weil die nun anstehenden Aufgaben vor allem im innerseelischen Bereich liegen. Da bei uns aber die zunehmende Tendenz besteht, natürliche Gegebenheiten des Lebens zu ignorieren, und Frauen den Männern darin nacheifern, ihre (natur)gegebenen Grenzen zu verkennen, bleibt die Frage, wie ihnen zu helfen bzw. körperliches Leid zu ersparen ist.

Hier spielt eine ausgewogene Ernährung, die für ein ausreichendes Angebot an Spurenelementen und in diesem Fall natürlich auch Calcium sorgt, eine wesentliche Rolle. Ungleich sinnvoller wäre aber natürlich, die Kurve (im Leben) rechtzeitig zu nehmen und sich trotzdem in dieser immer noch belastenden Übergangszeit vollwertig und ausgeglichen zu ernähren – in körperlicher wie in geistig-seelischer Hinsicht. Wie alles Körperliche ist natürlich auch die Ernährung Ausdruck einer geistig-seelischen Grundhaltung oder anders gesagt, man erkennt sehr leicht am Wie und Was des Essens, was für einen Menschen man vor sich hat.

Die ideale Haltung wäre, sich bereits lange vor der Lebensmitte und bevor das Thema Osteoporose ins Spiel kommt, in körperlicher und seelischer Hinsicht so ausgewogen zu ernähren, dass sich in beiden Bereichen starke innere Strukturen entwickeln können und damit ein Gerüst, auf das man sich auch in schwierigen Zeiten verlassen kann. Wenn sich ein gesunder, auf einer ausgewogenen Versorgung solide aufgebauter Knochenbau in der Lebensmitte etwas erleichtert und filigraner wird, ist das und war es immer ein natürlicher Vorgang, der keiner Therapie bedarf. Werfen wir den überflüssig gewordenen Ballast in übertragener Hinsicht rechtzeitig ab, braucht der Körper hier nicht für uns einzuspringen und kann bis ins hohe Alter eine verlässliche innere Stütze an seinem Knochengerüst haben. Und das bedeutet auch gar keinen Verzicht auf die guten Dinge des Lebens, im Gegenteil.

Aus eigener vielfacher Erfahrung weiss ich, dass die Gesundheitstips aus dem Hause Fessel/Sulzberger vorzüglich schmecken und deshalb Spass machen, was jede therapeutische Anstrengung ungemein erleichtert. Insofern bin ich schon im voraus überzeugt, dass diese «Therapie» greifen wird und wünsche guten Appetit auf gesunden (Lebens)Wegen.

Rüdiger Dahlke, im Juni 1996

Vorwort der Verfasserinnen

Mit diesem Buch widmen wir uns ganzheitlich dem Thema Osteoporose. Ganzheitlich heisst, dass es um den ganzen Menschen geht, und dazu gehören auch seine Lebensgeschichte, seine Erbveranlagung, seine momentane Lebenssituation, seine Lebens- und Ernährungsgewohnheiten und – ganz wichtig – seine «Lebensphilosophie». All diese Aspekte sind in der Behandlung und Betreuung mit einzubeziehen, wenn man von ganzheitlicher Medizin sprechen will. In der Lebensphilosophie, der persönlichen Sicht des Lebens und den individuellen Wertmassstäben, birgt sich die ganze Motivation für das Tun des Menschen. Sie ist auch entscheidend dafür, wie wir einem Krankheitsgeschehen begegnen und welche Behandlungsart wir wählen. Als Therapeut oder Therapeutin gilt es daher, zuallererst diesen Hintergrund zu erkennen und zu respektieren.

In unseren Büchern der Reihe «Gesundheit und Lebensfreude» geht es uns vor allem darum aufzuzeigen, dass es immer mehrere Möglichkeiten gibt, einer gesundheitlichen Störung zu begegnen, sie zu behandeln und zu heilen. Ein Gesundungsprozess ist gleichzeitig immer auch ein Lernprozess. Es ist wichtig zu verstehen, was im eigenen Organismus geschieht. Es ist wichtig mitzuentscheiden, was mit dem eigenen Körper, mit dem eigenen Leben passiert. Mit unseren Büchern möchten wir Betroffenen eine Hilfe bieten, Zusammenhänge zu erkennen und sich möglichst weit auch selbst zu helfen.

Dies setzt nicht nur eine eingehende Auseinandersetzung mit dem jeweiligen Thema voraus; wir bemühen uns auch nach bestem Wissen, die neuesten Erkenntnisse sowohl der Wissenschaft – insbesondere der Biochemie und der Psycho-Neuro-Immunologie (vgl. Literaturverzeichnis, Seite 114) – wie auch der Erfahrungsmedizin mit einzubeziehen und diese in eine allgemeinverständliche Sprache umzusetzen. Trotz der unbestreitbaren Errungenschaften der Wissenschaft geben auch weltbekannte Wissenschaftler gerne zu, dass wir heute auf vielen Gebieten noch sehr wenig wissen, dass in manchen Fragen Unsicherheiten und unterschiedliche Interpretationen bestehen.

Margrit Sulzberger begann sich schon vor vielen Jahren mit der Stoffwechselthematik zu befassen, ein Thema, das sie seither nicht mehr losliess. Dabei war nicht nur Neugierde der treibende Motor, sondern auch das Entdecken von grösseren Zusammenhängen, das immer wieder begleitet war von freudigen Aha-Erlebnissen. Dabei konnte auch ihre jahrelange reiche Erfahrung aus der täglichen Beratungstätigkeit als Vitalstofftherapeutin und Stoffwechselspezialistin mit einfliessen. Heute bestätigt uns auch die Forschung immer mehr die tieferen Zusammenhänge im Wechselspiel Stoffwechsel–Psyche–Gesundheit/Krankheit.

Da die grundlegenden Stoffwechselfunktionen weitgehend durch die Ernährung beeinflusst werden, bildet sie einen wichtigen Teil unseres Buches. Die Ernährung stellt in der Prophylaxe und als begleitende, unterstützende Behandlung die direkteste Möglichkeit dar, selbst etwas zum Gesundungsprozess beizusteuern. Im Zentrum unserer Bücher stehen daher Ernährungsempfehlungen, begleitet von ausgewählten Rezepten, die auf das jeweilige Thema speziell zugeschnitten sind.

Wir danken Herrn Dr. Rüdiger Dahlke für seine Einführung. Sein Blick in die Tiefen der Psyche und unserer menschlichen Gewohnheiten – wie er ihn in zahlreichen erfolgreichen Werken niederlegte – diente auch uns als Unterstützung und Begleitung auf dem Weg, uns einer Thematik auch wirklich ganzheitlich zu nähern. Weisheitslehrer vieler Jahrhunderte lehrten uns immer wieder, dass der Geist die Materie prägt. Diesem Grundsatz verpflichtet, verbunden mit seinen medizinischen Kenntnissen als engagierter Arzt, Psychotherapeut, Homöopath und Autor, vermittelt er uns eine neue Dimension im Verständnis der Zusammenhänge zwischen Psyche und Krankheit.

Es ist spannend, sich in die geheimnisvolle Welt des Stoffwechsels zu vertiefen. Wir sind sicher, dass ein Teil unserer Faszination auch auf Sie, liebe Leserin, lieber Leser, überspringen wird.

Zürich, im Dezember 1996
Jacqueline Fessel und Margrit Sulzberger

Was ist Osteoporose und wie entsteht sie

Definition

Osteoporose ist eine Erkrankung des Skelettsystems, die sich in einer Verminderung bzw. dem Verlust von Knochensubstanz und -struktur und damit erhöhter Frakturanfälligkeit äussert.

Ungefähr jede zweite Frau in höherem Alter erleidet einen oder mehrere Knochenbrüche, die erwiesenermassen auf Osteoporose zurückzuführen sind. Osteoporose wurde erst in jüngerer Zeit als eigentliche Volkskrankheit erkannt und wurde damit auch Gegenstand verstärkter Forschung und vermehrter Aufmerksamkeit beim Publikum. Die Osteoporose äussert sich nicht in einem einzelnen, fest umschriebenen Krankheitsbild; sie ist das Endergebnis einer Reihe von Prozessen, die mit zunehmendem Alter häufiger werden und zur Abnahme der Knochenmenge im Skelett führen.

Mit der Abnahme der Bildung der Geschlechtshormone geht – wie neuste Untersuchungen zeigen – automatisch ein Verlust der Knochenmasse um rund 15 Prozent einher, das heisst, Frauen verlieren während und nach der Menopause immer 15 Prozent der Knochenmasse. Bei Männern passiert übrigens genau dasselbe, wenn die Produktion des Geschlechtshormons Testosteron nachlässt. Wenn die Knochenmasse vorher normal dicht war, hat diese Abnahme keine spürbaren Folgen, war sie aber schon vorher zu wenig dicht, hat ein Verlust von 15 Prozent unter Umständen zur Folge, dass die Krankheit Osteoporose beginnt.

Osteoporose ist mit zunehmendem Alter unausweichlich – unabhängig von der genetischen Prägung und unabhängig von der Knochendichte. Ein Abbau von Knochenmasse gehört zum Alterungsprozess. Wir werfen Ballast ab, ob wir es wollen oder nicht – die Natur will es so! Tatsache ist aber auch: Je dichter die Knochenmasse vorher war, desto weniger wird sich dieser Knochenverlust zur Krankheit ausweiten.

Es ist erwiesen, dass der beste Schutz gegen brüchige Knochen im Alter die Bildung der innerhalb des persönlichen genetischen Programms grösstmöglichen Knochenmasse während der Wachstumsphase darstellt. Diese Knochenbildung hängt von vielen Faktoren ab:

- einem guten Säure-Basen-Haushalt
- einer guten Versorgung des Stoffwechsels mit Vitaminen und Mineralstoffen allgemein, also neben Calcium auch Phosphor, Vitamin D, Vitamin C, Vitamin E, Vitamin K, Zink, Mangan, Biotin
- der Menge des konsumierten Calciums
- einer ausgewogenen Ernährung mit nicht zu viel und auch nicht zu wenig Eiweiss und möglichst wenig die Calciumresorption behindernden Genussmitteln (siehe Seite 32f.)
- dem Verzicht auf oder der Einnahme von möglichst wenig Medikamenten, die den Einbau des Calciums in den Knochen stören, z.B. Antibiotika, Cortison
- genügend Bewegung

Des weiteren ist entscheidend, dass in der wichtigen Aufbauphase der Knochen und unmittelbar anschliessend bis zum dreissigsten Altersjahr keine massiven Wachstumsstörungen auftreten, wie z.B. Magersucht (Anorexia nervosa), Bulimie oder viele Abmagerungskuren. Beim heute herrschenden Zwang zur Magerkeit als Schönheitsideal werden allerdings viele Osteoporosen schon in jungen Jahren durch eine eigentliche Mangelernährung vorprogrammiert. Tatsächlich sieht man heute schon bei Frauen in jungen Jahren osteoporotische Veränderungen der Knochendichte, die früher nur bei Frauen in hohem Alter festgestellt wurden.

Umgekehrt ergaben Untersuchungen, dass übergewichtige Frauen Calcium besser resorbieren (aufnehmen), dass sie während der Menopause weniger Knochenmasse verlieren und deswegen auch weniger zu Osteoporose neigen. Dünne Frauen hingegen haben ein grösseres Risiko, osteoporotische Frakturen zu erleiden. Dies ist teilweise darauf zurückzuführen, dass sie weniger Polster haben, die bei dickeren Frauen den Knochen bei Stürzen schützen. Sie haben aber auch meist eine geringere Knochenmasse. Besonders anorektische Frauen (Frauen mit Magersucht) haben eine sehr stark reduzierte Knochenmasse und entwickeln gewöhnlich schon in jungen Jahren Kompressionsfrakturen in der Wirbelsäule. Grund dafür ist ihr Östrogendefizit, ein tiefes Körpergewicht, ein tiefer Calciumkonsum und allgemeine Unterernährung. Das Ausmass des Mangels an Knochensubstanz bei Magersucht ist direkt abhängig von der Dauer der übermässigen Untergewichtigkeit. Die Bedeutung des Gewichts zeigt sich auch darin, dass bei Frauen mit Bulimie und Normalgewicht die Knochenmasse nicht reduziert ist. Frauen mit Anorexie, die aus der Krankheit herausfinden, wieder Gewicht zulegen und eine normale Eierstockfunktion erlangen, können auch ihre Knochenmasse wieder verbessern.

Die Festsetzung der für den einzelnen Menschen im jeweiligen Lebensalter richtigen Knochenmasse wird durch ein komplexes System reguliert, in dem die *Geschlechtshormone* einer der wichtigsten bestimmenden Faktoren zu sein scheinen. Wann immer der Mensch Hormone verliert, ist dies für das Skelettsystem ein Signal, dass es mehr Knochensubstanz hat, als es benötigt, und es erlaubt deshalb, dass mehr Knochenmasse entfernt, als wieder ersetzt wird.

Die Geschlechtshormone beeinflussen auch die Aufnahme des Calciums aus dem Darm und seine Rückresorption über die Nieren. Das Fehlen der Geschlechtshormone führt zu einer verringerten Aufnahme von Calcium im Darm und einem höheren Verlust über die Nieren. Frauen mit einem Östrogen-Defizit, also nach der Menopause oder z.B. bei einer Magersucht, haben daher einen höheren Calciumbedarf.

Lange Zeit ging man davon aus, dass die Bildung von Knochenmasse direkt vom Calciumkonsum abhängt.

Doch obwohl wir heute – gemäss Statistik – gegenüber Anfang dieses Jahrhunderts doppelt so viel Milchprodukte (bekanntlich unsere Hauptlieferanten von Calcium) konsumieren, besteht dennoch das Problem der Osteoporose weiter. Daher kann mit Sicherheit angenommen werden, dass der Calciumkonsum nur einen Faktor darstellt.

Immerhin zeigen amerikanische Studien, dass eine ausreichende Versorgung mit Calcium und Vitamin D bei der amerikanischen und europäischen Bevölkerung ungefähr 50 Prozent der osteoporosebedingten Schäden eliminieren könnte. Für die andere Hälfte der Osteoporosefälle sind die Ursachen andernorts zu suchen.

Die Osteoporose ist eine multifaktorielle Krankheit, bei der viele Faktoren eine Rolle spielen:

Knochenstruktur
Knochendichte
Hormone
Ernährung
Vitaminversorgung
Bewegung, Belastung
Lebensweise (Alkohol, Rauchen usw.)
→ **Osteoporose**

Häufig führen erst Knochenbrüche zur Erkennung einer Osteoporose. Aber auch Rückenschmerzen, Rumpfverkürzung, Ausbildung eines Rundrückens (sogenannter Witwenbuckel), bestimmte Fussdeformationen, Abnahme der Körpergrösse, nächtliche Beinkrämpfe und anderes mehr können Anzeichen für das Vorliegen dieser Erkrankung sein. Im Abstand von mehreren Monaten wiederholte Knochendichtemessungen mittels Ultraschall, Computertomographie, radiographischer Absorptiometrie usw. können Auskunft darüber geben, ob die Knochendichte stabil oder im Abnehmen begriffen ist. Biochemisch lässt sich mittels der Calcitoninbestimmung eine Osteoporose erfassen.

Übrigens: Auch Männer haben Osteoporose. Da die Osteoporose meist erst im höheren Alter auftritt und dort die Frauen durch ihre höhere Lebenserwartung anteilsmässig viel stärker vertreten sind, wird die Osteoporose irrtümlicherweise meistens als typische Frauenkrankheit betrachtet. In Deutschland schätzt man, dass rund zehn Prozent aller Osteoporosefälle Männer betreffen.

In Kürze: Was ist Osteoporose

Osteoporose ist eine Erkrankung des Skelettsystems, die sich in einer Verminderung bzw. dem Verlust von Knochensubstanz und -struktur und damit erhöhter Frakturanfälligkeit, Rückenschmerzen, Rumpfverkürzung, evtl. Ausbildung eines Rundrückens (sogenannter Witwenbuckel), Abnahme der Körpergrösse, nächtlichen Beinkrämpfen, bestimmten Fussdeformationen u.a. äussert.

Das Risiko einer Osteoporose im Alter lässt sich vermindern durch die Bildung der grösstmöglichen Knochenmasse in der Jugend. Für diese Knochenbildung braucht es:

- genügend Calcium in der Nahrung
- eine ausgewogene Ernährung mit nicht zu viel und auch nicht zu wenig Eiweiss und möglichst wenig Faktoren, die den Einbau des Calciums in die Knochen behindern (siehe Seite 26ff.)
- eine gute Versorgung mit Vitaminen und Mineralstoffen
- einen gut eingestellten Säure-Basen-Haushalt (keine Übersäuerung!)
- keine oder möglichst wenig Medikamente, die den Einbau des Calciums in die Knochen stören, z.B. Antibiotika, Cortison
- genügend Bewegung

Der Calciumkonsum stellt also nur einen Faktor dar, die anderen genannten Faktoren sind ebenso wichtig. Wir haben durch unsere Lebensweise einen grossen Einfluss darauf, ob wir im Alter Osteoporose haben oder nicht.

Unsere Knochen und ihr Aufbau

Unsere Knochen bilden ein stabiles Gerüst, das Skelett, das im Zusammenspiel mit den Muskeln unserem Körper Bewegung ermöglicht und Halt gibt. Das Skelett dient aber auch als Schutz für die inneren Organen (Herz, Lunge, Nieren, Leber usw.) und bewahrt sie vor Verletzungen.

Unser Körper besteht aus über 200 Knochen; man unterscheidet verschiedene Knochentypen:

- Röhrenknochen (z.B. Oberarmknochen)
- kurze Knochen, meist würfel- oder quaderförmig (z.B. Handwurzelknochen)
- platte Knochen (z.B. Schädel, Brustbein, Rippen)
- Sesambeine: kleine in Muskelsehnen eingebettete Knochen (z.B. Kniescheibe)
- irreguläre Knochen: unregelmässig geformte Knochen, die zu keinem der oben erwähnten Knochentypen passen (z.B. Wirbel, Gesichtsknochen)

Unser Skelett wiegt durch die geniale «Leichtbauweise» der Knochen nur rund 7 kg!

Der Knochen besteht aus der Knochengrundsubstanz und darin eingelagerten Mineralien:

Knochen	
organischer Bestandteil = ⅓ der Knochengrundsubstanz: Kollagene Fasern (Bindegewebsfasern) (=Eiweiss)	anorganischer Bestandteil = ⅔ der Knochengrundsubstanz: Mineralsalze – Calcium – Phosphat – Magnesium – Natrium

Der Knochen ist aus verschiedenen Schichten aufgebaut, wobei die äussere Schicht (Kompakta oder Kortikalis) hart und sehr kompakt ist. Das Innere besteht aus schwammartig porösem Bälkchenknochen (Spongiosa). Die Anordnung der Knochenbälkchen in der Spongiosa folgt der jeweiligen funktionellen Anforderung: Durch die einwirkenden Kräfte werden sie so beeinflusst, dass für jede Belastungsart genau die nötige Anzahl und Stärke an verstrebenden Knochenbälkchen gebildet und entsprechend den vorliegenden Druck- und Zuglinien angeordnet werden. Da die Innenräume der Knochen vergleichsweise wenig zu deren Biegesteifigkeit beitragen, sind die Bälkchen mit grossen Hohlräumen dazwischen sehr locker angeordnet, womit Platz gewonnen wird für das blutbildende Knochenmark (Knochenmark-

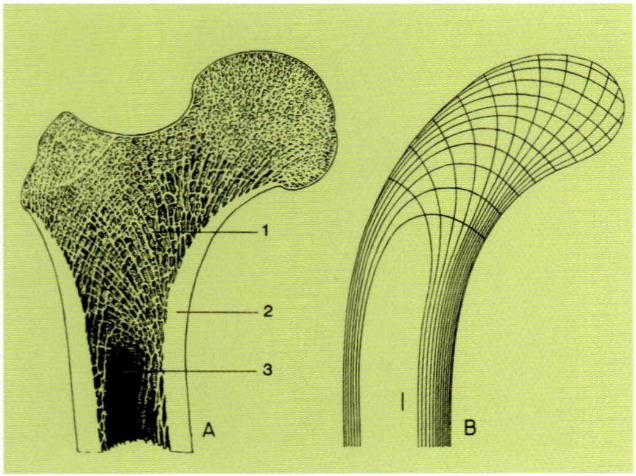

Aus: A. Faller: Der Körper des Menschen, Thieme Verlag, Stuttgart

A Sägeschnitt durch Kopf und Hals des Oberschenkelbeins: 1 Bälkchenknochen. 2 Kompakter Knochen, 3 Markhöhle. B Vereinfachte Darstellung der Druck- und Zuglinien, denen die Anordnung der Bälkchen entspricht.

höhle). Die Knochen sind aussen von der Knochenhaut (Periost) umgeben, innerhalb der Gelenke von Gelenkknorpelmasse.

Der Knochen wird auf zwei Wegen mit Blut und somit mit Nährstoffen versorgt: Einerseits spriessen aus der Knochenhaut winzige Blutgefässe in den Knochen ein und versorgen ihn von aussen. Andererseits durchbohren grössere Arterien die Aussenschicht, ziehen zum Markraum und verzweigen sich dort zu einem Gefässnetz, das den Knochen von innen versorgt. Im Gegensatz zum Knochen sind die Gelenkknorpel schlecht durchblutet, was einer der Hauptgründe dafür ist, dass so viele Menschen an Arthrose leiden.

Knochen benötigt, wie jedes Gewebe, eine Vielzahl von Nährstoffen, um sich normal entwickeln und erhalten zu können. Die wichtigsten sind Eiweiss, Calcium, Phosphor, Vitamin D, Zink, Mangan, Kupfer, Vitamin C und Vitamin K. Stehen diese dem Körper in unzureichender Menge zur Verfügung kann es zu Knochenfehlentwicklungen kommen.

Der Knochen im Wachstum

Während des Wachstums braucht es für die Knochenbildung eine angemessene Ernährung, sowohl um die genetisch vorprogrammierte Knochenmasse zu erreichen wie auch um die täglichen Verluste auszugleichen. Enthält die Nahrung zu wenig der oben erwähnten Nährstoffe, ist eine optimale Knochenbildung nicht gewährleistet. Im Erwachsenenalter dient die Ernährung – auf den Knochen bezogen – hauptsächlich dazu, die Knochenmasse zu erhalten oder für Reparaturarbeiten bei Unfall oder Krankheit.

Man ist sich generell darüber einig, dass der beste Schutz gegen brüchige Knochen im Alter das Bilden der grösstmöglichen Knochenmasse während der Wachstumsphase ist.

Die Bildung von Knochengewebe

Der Aufbau des Knochengewebes beginnt mit der Teilung von Zellen, sogenannten Proosteoblasten, die sich zu *Osteoblasten* umwandeln. Die Osteoblasten scheiden die mineralreiche und kollagenfaserhaltige *Knochengrundsubstanz* ab. Gegenspieler der Osteoblasten sind die *Osteoklasten*. Dieser Zelltyp ist in der Lage, Knochen wieder aufzulösen, falls der Blutcalciumgehalt sinkt, oder in Umbauphasen des Skeletts, wie z.B. in Wachstumsperioden, aber auch in der Heilungsphase nach Knochenbrüchen.

Das Knochengewebe befindet sich ständig im Umbruch, in einem dynamischen Gleichgewicht, wobei schichtweise (durch Osteoblasten) neue Knochensubstanz aufgebaut und alte (durch Osteoklasten) abgebaut wird. Dabei werden ständig Mineralstoffe in die Blutbahn abgegeben und von dort auch wieder aufgenommen.

Beim gesunden aktiven Menschen halten sich die Umbauvorgänge zwischen Osteoblasten und Osteoklasten im Knochengewebe die Waage. Dieses Gleichgewicht ist aber leicht störbar. Körperliches Training intensiviert die Beanspruchung, wodurch das Knochenbälkchennetz verstärkt wird. Der umgekehrte Vorgang tritt bei Ruhigstellung ein, z.B. im Gipsverband, bei langer Bettruhe, mangelnder Belastung der Knochen durch wenig körperliche Arbeit oder mangelnde Bewegung. Dann überwiegen die Abbauvorgänge, der Knochen verliert Calcium und die Knochenbälkchen werden filigran. Dieser Prozess wird Osteoporose genannt. Seine Folge ist eine erhöhte Brüchigkeit der Knochen.

Da Calcium für eine Vielzahl von lebenswichtigen zellulären und physiologischen Aktivitäten, z.B. als Cofaktor von Enzymen, für die Blutgerinnung und Nervenleitung, sehr wichtig ist, haben die Wirbeltiere Mechanismen entwickelt, um eine Calciumreserve anzulegen, auf die sie in Zeiten der Not zurückgreifen können. Diese Reserve hat sich im Laufe der Evolution bei den höheren Wirbeltieren zum Organsystem der Knochen entwickelt. Wir laufen wörtlich auf unseren Calciumdepots. Calcium ist das im menschlichen Organismus am meisten vorkommende Mengenelement. In Form von Calcium-Hydroxyapatit ist es zu etwa 99% in den Knochen und Zähnen gebunden. Bei Mangel wird Calcium aus diesen Depots gelöst und im Blut auf den lebensnotwendigen Gehalt aufgestockt. Das Knochengewebe hat also nicht nur Stützfunktion, sondern ist auch ein grossartiger Speicher von Calcium.

In Kürze: Unsere Knochen und ihr Aufbau

Unsere Knochen bilden ein stabiles Gerüst, das Skelett, das im Zusammenspiel mit den Muskeln unserem Körper Bewegung ermöglicht und Halt gibt.

Der Knochen wird über Blutgefässe von aussen und von innen mit Nährstoffen versorgt. Die wichtigsten davon sind: Eiweiss, Calcium, Phosphor, Zink, Mangan, Kupfer, Vitamin D, C, E und K. Calcium ist im menschlichen Organismus das am meisten vorkommende Mengenelement.

Die Knochen dienen auch als Calciumspeicher. Das Calcium erfüllt neben seiner Bedeutung für den Aufbau der Knochen noch andere lebensnotwendige Aufgaben in unserem Stoffwechsel: es spielt eine Rolle bei der Übertragung der Nervenimpulse auf die Muskelzellen, bei der Blutgerinnung und Wundheilung, bei der Ausschüttung von Hormonen und zur Aufrechterhaltung des Säure-Basen-Gleichgewichts.

Beim gesunden aktiven Menschen halten sich Aufbau von neuer und Abbau von alter Knochensubstanz im Gleichgewicht. Überwiegen die Abbauvorgänge, verliert der Knochen Calcium; die Knochen werden filigran. Dieser Prozess heisst Osteoporose.

Der Calciumstoffwechsel

Die Aufgaben des Calciums im Körper

Der Calciumgehalt beträgt beim Menschen etwa 2 Prozent des Körpergewichts. Dies entspricht rund 1–1,5 Kilogramm. Hiervon entfallen rund 99 Prozent auf das Skelett. Etwa 7 Gramm befinden sich in den Zähnen, die gleiche Menge im Weichteilgewebe. Der Calciumgehalt des Blutes beträgt konstant etwa 10 mg/100 ml.

An den meisten biologischen Prozessen ist Calcium direkt oder indirekt beteiligt. Hierzu gehören nicht nur der Aufbau der Knochen und der Zähne, sondern auch die Übertragung der Nervenimpulse auf Muskelzellen, die Blutgerinnung und Wundheilung, die Ausschüttung von Hormonen und die Aufrechterhaltung des Säure-Basen-Gleichgewichts. Auch Haut, Haar, Nägel und Schweiss enthalten etwas Calcium. In neuerer Zeit entdeckte man auch, dass Calcium einen Einfluss auf die Zellpermeabilität, den Transport von Ionen und anderen grösseren Molekülen hat.

Uns geht es hier in erster Linie um diese biochemischen Funktionen des Calciums.

Der Calciumgehalt im Knochen dient neben seiner Aufgabe, dem Körper Struktur zu geben, vor allem der Aufrechterhaltung des Calciumgehaltes im Blut.

Wie wird das Calcium in den Körper eingebaut

Das Blut versorgt unseren Körper ununterbrochen mit Calcium und erlaubt ihm, die oben genannten Funktionen zu erfüllen. Da der Calciumgehalt dabei fortlaufend abnimmt, muss ständig für Nachschub gesorgt werden. Dafür sind bestimmte Hormone verantwortlich, die die benötigte Menge an Calcium aus dem Darm, durch Rückresorption aus den Nieren und wenn nötig aus den Knochen besorgen:

- Das Parathormon (PTH, Parathyrin), das in der Nebenschilddrüse gebildet wird, stimuliert die Calciumresorption aus den Knochen und die Rückresorption über die Nieren.
- Das D-Hormon (Calcitriol) entsteht in unserer Haut durch UV-Bestrahlung (Sonne oder Höhensonne) über die Zwischenstufe von Vitamin D_3. Es bewirkt die Resorption von Calcium aus dem Darm.

Wie verlässt Calcium den Körper

Das meiste Calcium verlässt unseren Körper über Urin (51%) und Stuhl (23%). Diese Verluste sind vor allem von der Art der eingenommenen Nahrung abhängig. So erhöht ein sehr hoher Salzkonsum und ein schlechtes Säure-Basen-Verhältnis in der Nahrung den Verlust von Calcium über den Urin. *Besonders frappant ist der Zusammenhang von Eiweisskonsum und Calciumverlust.* So bewirkt jedes Gramm verstoffwechseltes Eiweiss eine Zunahme von etwa 1 mg Calcium, das über den Urin ausgeschieden wird. (Siehe allgemein das Kapitel «Was behindert die Calciumaufnahme», Seite 26ff.)

Einflüsse auf die Calciumkonzentration im Blut

Hormone

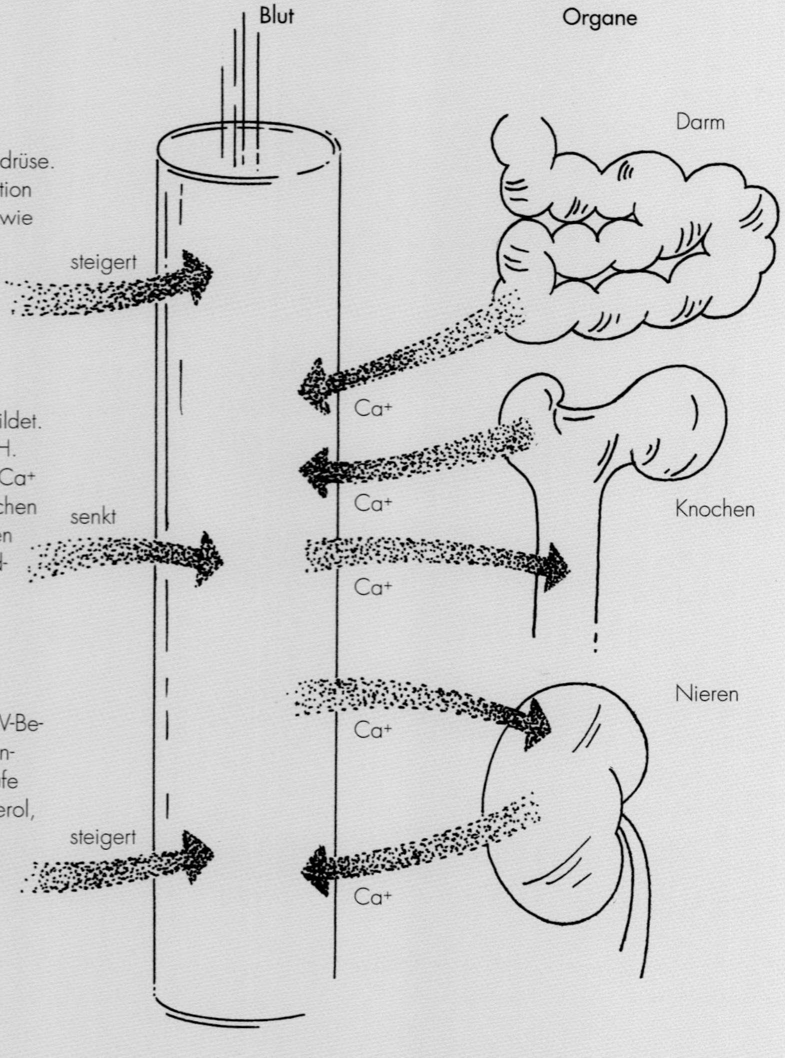

Parathormon
(PTH, Parathyrin)
Polypeptid der Nebenschilddrüse. Stimuliert die Calciumresorption aus Knochen und Nieren sowie die Phosphatausscheidung über die Nieren.

Kalzitonin
wird in der Schilddrüse gebildet. Ist der Gegenspieler von PTH. Hemmt die Freisetzung von Ca^+ und Phosphat aus dem Knochen und fördert gleichzeitig deren Einbau in die Knochengrundsubstanz.

D-Hormon (Calcitriol)
entsteht in der Haut durch UV-Bestrahlung (Sonne oder Höhensonne) über die Zwischenstufe von Vitamin D_3 (Cholecalciferol, Kalziol). Wird gebraucht für die Resorption von Calcium aus dem Verdauungstrakt.

Wie erkennt man Calcium-Mangel-Erscheinungen

Zu den Anzeichen für einen möglichen Calciummangel zählen Bewegungsdrang, Krämpfe während körperlicher Tätigkeit und Beinkrämpfe in der Nacht, eine Unfähigkeit, sich zu entspannen, Krämpfe während der Menstruation, Sonnenallergien – und natürlich Osteoporose als Langzeit-Mangel-Erscheinung.

In Kürze: Die Aufgaben des Calciums in unserem Körper

Der Calciumgehalt beträgt beim Menschen etwa 2 Prozent des Körpergewichts. Etwa 7 Gramm sind in den Zähnen, ebensoviel in den verschiedenen Weichteilgeweben, etwa 10 mg / 100 ml sind im Blut und der Rest in den Knochen enthalten. Calcium wird für die meisten biologischen Prozesse benötigt: Übertragung der Nervenimpulse auf Muskelzellen, Blutgerinnung und Wundheilung, Ausschüttung von Hormonen und Aufrechterhaltung des Säure-Basen-Gleichgewichts.

Über das Blut wird der Körper ununterbrochen mit Calcium versorgt. *Hormone* steuern den Nachschub:
- Parathormon stimuliert die Calciumresorption aus den Knochen und den Nieren.
- Calcitonin hemmt die Freisetzung von Calcium aus den Knochen und fördert gleichzeitig seinen Einbau in die Knochengrundsubstanz.
- D-Hormon dient der Aufnahme von Calcium aus dem Verdauungstrakt.

Die Höhe des Calciumverlusts ist von der eingenommenen Nahrung abhängig: Etwa 51% verlassen den Körper über den Urin, rund 23% über den Stuhl. Der Verlust wird neben anderen Faktoren erhöht durch:
- hohen Eiweisskonsum
- Übersäuerung
- sehr hohen Salzkonsum.

Anzeichen für Calcium-Mangel-Erscheinungen sind:
- Bewegungsdrang
- Krämpfe während körperlicher Tätigkeit und Beinkrämpfe in der Nacht
- Unfähigkeit, sich zu entspannen
- Krämpfe während der Menstruation
- Sonnenallergie
- Osteoporose

Wieviel Calcium benötigen wir

Das amerikanische National Institute of Health hat an einer Konferenz im Juni 1994 die durchschnittlich erwünschten Einnahmemengen von Calcium pro Tag wie folgt festgelegt:

Alter	Calciumbedarf
11–24 Jahre	1200–1500 mg
25 Jahre bis Menopause bzw. bis 65 Jahre	1000 mg
ab Menopause bzw. ab 65 Jahren	1500 mg

Vegetarier brauchen nur rund 450 mg Calcium pro Tag, da die Resorptionsrate (Aufnahme von Calcium) bei ihnen viel höher ist als bei Nicht-Vegetariern.

Bei einer guten Ernährung beträgt der Einbau von Calcium in das Skelett (Knochenretention) durchschnittlich: 100–150 mg/Tag von der Geburt bis zum 11. Altersjahr, ca. 250 mg/Tag während der Jugendzeit und ca. 60–100 mg/Tag während des Erwachsenenalters. Das Blut benötigt etwa 1% davon, was im weiteren mengenmässig vernachlässigbar ist.

Der Grund, weshalb der Einnahmebedarf so viel höher ist als die tatsächlich für den Knochenstoffwechsel benötigte Menge, ist der, dass die Absorptions- und Retentionsrate sehr niedrig sind. Die Faktoren, welche die Calciumaufnahme im Körper behindern, sind ausführlich auf Seite 26ff. beschrieben.

Wo kommt Calcium am häufigsten vor

Calcium kommt praktisch in allen Lebensmitteln vor, allerdings in recht unterschiedlicher Menge.

Die in der Tabelle angegebenen Werte gelten für Rohware, das heisst, dass zum Beispiel Gemüse, das noch gekocht wird, je nach Zubereitungsart viel an Calcium verlieren kann. Calcium ist wie alle anderen Mineralstoffe und Spurenelemente wasserlöslich. Wenn also Gemüse in Wasser gekocht (blanchiert) wird, gehen die Mineralstoffe und damit natürlich auch das Calcium ins Kochwasser über, das dann meistens fortgeschüttet wird. Diese noch relativ weit verbreitete Praxis ist für grosse Mineralstoffdefizite verantwortlich.

In Europa werden etwa 60 Prozent des benötigten Calciums über Milchprodukte aufgenommen, der Rest über andere Lebensmittel. In den asiatischen Ländern wird der Calciumbedarf aus Hülsenfrüchten, allen voran Sojabohnen und Tofu, aber auch aus dem täglichen Konsum von Gemüse und Nüssen gedeckt. Da immer mehr Menschen an Nahrungsmittelallergien oder generellen Verdauungsbeschwerden leiden, deren Grundursache meistens in der Unverdaulichkeit der Milcheiweisse liegt, ist es für sie besonders wichtig, ihren Bedarf an Calcium über Gemüse und Nüsse zu decken. In diesem Fall sollte – wie dies in Asien üblich ist – in jeder Mittags- und Abendmahlzeit Gemüse enthalten sein; auch ist darauf zu achten, dass Nüsse in irgendeiner Form in die Ernährung einbezogen werden.

Wie die Tabelle zeigt, ist Sesam – abgesehen von Milchprodukten – der absolut grösste Calciumlieferant. Nicht von ungefähr wird in den Ländern ohne Milchkonsum Sesam in verschiedenster Form verwendet, etwa auf Brote gestreut, als Paste (Tahina) in Saucen und Dips für Vorspeisen, wie sie im gesamten Orient beliebt sind, als Würze für Gemüsepürees, als Kichererbsenpüree mit Tahina (Hummus), aber auch als Sesam-Honig-Gebäck. In Asien wiederum sind es eher Soja- und Tofuprodukte und die verschiedenen Kohlarten, die als die hauptsächlichen täglichen Calciumlieferanten dienen.

Kürzlich wurde in Amerika ein Calciumpräparat entwickelt, das sich besonders für die Anreicherung von Getränken eignet. Die Substanz CCM, die mittlerweile für die praktische Anwendung zur Verfügung steht, besteht aus einer Mischung von Calciumcarbonat mit Zitrat und Malat und hat etwa eine sechsfach höhere Wasserlöslichkeit als Calciumzitrat oder Calciummalat, die ihrerseits wiederum besser wasserlöslich sind als Calciumkarbonat.

Lebensmittel	Calcium mg/100 g	Phosphor mg/100 g	Ca/Ph-Verhältnis mg/100 g
Milch und Milchprodukte			
Vollmilch 3,5% Fett	120	90	1:0,7
Magermilchpulver	1290	1020	1:0,9
Sauerrahm	110	90	
Joghurt 3,5% Fett	120	92	
Emmentaler 45% Fett i.Tr.	1020	636	1:0,6
Parmesan 35% Fett i.Tr.	1390	840	1:0,6
Schmelzkäse 60% Fett i.Tr.	400	700	1:1,7
Eier			
Hühnerei, frisch, ganz	56	216	1:4
Geflügel, Fleisch, Fleischwaren			
Huhn/Poulet	12	200	1:16
Kalbskotelett	13	287	1:14
Rindsbraten	5	187	1:37
Schweinsbraten	5	180	1:36
Frankfurter/Wienerli	26	432	1:27
Gemüse, Pilze			
Champignons	10	120	1:12
Blattspinat	125	55	1:0,4
Brokkoli	200	120	1:0,6
Brunnenkresse	180	64	1:0,4
Gartenkresse	214	38	1:0,2
Grünkohl	212	87	1:0,4
Karotten	41	35	1:0,8
Kartoffeln, gegart	10	45	1:4,5
Lauch	87	45	1:0,5
Löwenzahn	173	70	1:0,4
Mangold	103	39	1:0,4
Sojabohnensprossen	42		
Steinpilze	23	115	1:5
Obst			
Äpfel	7	11	1:1,5
Aprikosen, getrocknet	82	111	1:1,4

Bananen	8	27	1:3,3
Datteln	42	33	1:0,8
Feigen, getrocknet	190	108	1:0,5
Orangen	42	22	1:0,5
Kerne, Nüsse, Samen			
Haselnüsse	225	330	1:1,5
Mandeln	252	454	1:1,8
Sesam	783	607	1:0,7
Sonnenblumenkerne	100	618	1:6
Hülsenfrüchte, Soja, Sojaprodukte			
Grüne Erbsen	50	320	1:6,4
Zuckererbsen	310	265	1:0,85
Sojabohnen, frisch	250	570	1:2,3
Tofu	146	105	1:0,7
Getreide			
Hafer	79	342	1:4,3
Roggen	64	373	1:5,8
Weizen	44	406	1:10
Weizenkleie	43	1240	1:28
Weizensemmeln	25	110	1:4,4
Süsswaren			
Kakaopulver	120	660	1:5
Melassesirup, dunkel	500	32	1:0,06(!)
Vollmilchschokolade	245	235	1:1
Getränke alkoholfrei			
Cola	4	14	1:3,5
Fruchtsäfte	9	50	1:5,5
Kaffee, Instantpulver	160	360	1:2,2
Malzkaffee	30	100	1:3,3
Getränke alkoholhaltig			
Bier	6	8	1:1,3
Sekt	3	7	1:2
Weisswein	14	13	1:1

Quelle: GU Die grosse Vitamin- und Mineralstofftabelle

Mineralgehalt in Mineralwasser

Schweiz

in mg/l	Ca^{2+}	K^+	Na^+	Mg^{2+}
Aproz Cristal	543		9	81
Adelbodner*	530		6	32
Contrex*	449		10	66
Valser*	436	3	10,7	54
Aproz*	386		9	70
Eptinger*	349		5	44
Rivella blau	295			50
Passugger	234	3	42,6	25,5
Rhäzüns	227		160	41
Pellegrino*	208	3	44	58
Vittel*	202		4	36
Perrier	144			3
Henniez	127		6	16
Fontessa Elm	114	1	2,5	7,1
Vichy Célestine	90		1265	9
Evian	78		5	24
Volvic	10		8	6
Aqui	2		300	

* Diese Mineralwässer haben einen hohen Schwefelgehalt, was laut Dr. Kieffer zu einer erhöhten Ausscheidung sowohl von Calcium wie von Magnesium führt. Diese Mineralwässer sind deshalb für eine Osteoporoseprophylaxe ungeeignet.

Deutschland

In Deutschland sind nur sehr wenige Mineralwässer bundesweit erhältlich (z. B. «Apollinaris» oder «Gerolsteiner»); in der Regel werden sie regional vertrieben. Es ist daher nicht möglich, hier eine bundesweit gültige Übersicht zu geben.

Informieren Sie sich über die Zusammensetzung und insbesondere den Calciumgehalt der in Ihrem Umkreis erhältlichen Marken, indem Sie die Angaben auf der Etikette gründlich studieren und vergleichen.

In Kürze: Wo kommt Calcium am häufigsten vor

Die grössten Calciumspender sind für uns die Milch und Milchprodukte, daneben aber auch Gemüse, Nüsse und Hülsenfrüchte. Auch die Mineralwasser können wichtige Calciumlieferanten sein.

Wichtig ist auch die Zubereitungsart der Lebensmittel: Kochwasser nie wegschütten, da Calcium wie alle Mineralstoffe wasserlöslich ist und sich dann im Kochwasser befindet. Gemüse sollte also am besten gedünstet oder über Dampf oder im Wok gegart werden.

Was behindert die Calciumaufnahme im Körper

Wir müssen mehr als doppelt so viel Calcium aufnehmen, als unser Körper schliesslich verwerten kann. Ein grosser Teil des Calciums aus der Nahrung geht also auf dem Weg durch unseren Verdauungstrakt verloren. Dabei ist es vor allem die *Zusammensetzung unserer Nahrung,* die darüber bestimmt, ob diese Verluste unverhältnismässig gross sind oder ob sie im normalen Rahmen liegen.

Es gibt viele Gründe, weshalb der Knochenstoffwechsel gestört sein kann:

Vitaminmängel

Alles, was der Mensch leistet – die Fähigkeit des Herzens, Blut zu pumpen, des Immunsystems, Infektionen zu bekämpfen, der Muskeln, Kraft zu entfalten –, basiert auf seiner Biochemie. Alle benötigten biochemischen Substanzen stammen aus unserer Nahrung: Vitamine und Mineralstoffe. Sie bilden zusammen mit den Enzymen und Hormonen das Fundament jeder Stoffwechseltätigkeit. Fehlt eine der dazu benötigten biochemischen Substanzen, funktioniert das ganze System nicht mehr. Dies gilt selbstverständlich auch für den Knochenstoffwechsel.

Vitamin-D_3-Mangel

Das Gleichgewicht in der Calciumverteilung zwischen dem Skelettsystem und dem extrazellulären Raum sowie die Regulierung der Calciumaufnahme aus dem Darm und die Ausscheidung über die Nieren werden vorrangig durch Vitamin D_3, Parathormon und Calcitonin bestimmt. Ein Mangel an Vitamin D_3 entsteht in erster Linie durch zu kurze Expositionszeiten an der Sonne oder durch eine zu geringe Aufnahme aus der Nahrung. Dieser Mangel entsteht weniger in jungen Jahren als im Alter durch einseitige Ernährung und zu kurze Aufenthalte im Freien.

Vitamin-E-Mangel

Zur Umwandlung des mit der Nahrung aufgenommenen Vitamins D_3 in die aktive Form des D-Hormons (in der Leber) benötigt der Körper genügend Vitamin E. Störungen im Verdauungstrakt, insbesondere mangelnde Gallenbildung (Symptom: man erträgt nichts Fettiges!), können zu Störungen der Vitamin-E-Resorption führen.

Vitamin-C-Mangel

Vitamin C ist an der Kollagenbildung (Knochengrundsubstanz!) beteiligt. Ausserdem unterstützt es die Umwandlung von Vitamin D in seine aktiven Formen und somit dessen Verfügbarkeit für den Calciumstoffwechsel. Der Bedarf an Vitamin C ist bei allen Menschen mit Störungen des Immunsystems, z.B. Allergien, erhöht. Auch Raucher haben einen erhöhten Vitamin-C-Bedarf. Vitamin-C-Mängel sind deshalb häufig.

Vitamin-B_6-Mangel

Zur Bildung von Knochenkollagen und seiner Vernetzung wird Vitamin B_6 benötigt. Bei Einnahme von Östrogenen («Pille», Östrogen in den Wechseljahren) ist der Bedarf an Vitamin B_6 erhöht.

Vitamin-K-Mangel

Eine höhere Vitamin-K-Zufuhr korreliert mit einer höheren Knochendichte. Osteoporose-Patientinnen, die Frakturen erlitten hatten, zeigten einen sehr niedrigen Vitamin-K-Spiegel (nur ca. 25% des Normalwertes). Vitamin K erhöht die Calciumresorption.

Biotinmangel

Bei einem Mangel an Biotin ist die Knochenneubildung gestört. Biotinmangel führt auch zu einer Reduktion des Gehalts an mehreren essentiellen Fettsäuren (Fischöl, Nachtkerzenöl; bei einem Mangel entsteht eine Neigung zu Entzündungskrankheiten). Untersuchungen ergaben, dass Senioren im Vergleich zu Kindern und Erwachsenen mittleren Alters signifikant niedrigere Biotinkonzentrationen in Blut und Urin aufweisen. Ein Biotinmangel kann durch erhöhte Einnahme von Fischöl und Nachtkerzenöl kompensiert werden.

Manganmangel

Mangan ist am Knochenaufbau, an der Blutbildung, am Zuckerstoffwechsel und ganz allgemein an der Enzymbildung beteiligt. Bei Menschen mit Osteoporose ist der Mangangehalt im Blut auf einen Viertel des Normalwertes abgesunken!

Zinkmangel

Zink ist besonders wichtig für die Bildung der Kollagenfasern von Knorpel- und Knochenmasse. Ein Zinkmangel liegt häufig bei Menschen mit Erkrankungen des Immunsystems, wie Allergien und Rheuma, vor.

Kupfermangel

Kupfer wird benötigt für die Synthese von Kollagen und Elastin.

Obwohl immer wieder versichert wird, eine normale Ernährung enthalte genügend Vitamine und decke unseren allgemeinen Vitaminbedarf, ist erwiesen, dass bei Frauen mit Osteoporose ein Mangel an Vitaminen besteht!

Darmerkrankungen

Ein gesunder Darm ist das Resultat einer gesunden Ernährung! Der Darm entscheidet darüber, welche Substanzen in den Körper aufgenommen werden und ihm damit für seine Stoffwechselfunktionen zur Verfügung stehen.

Chronischer Durchfall (Verstopfung)

Die Darmpassage ist zu schnell und damit die Resorption aller Nährstoffe vermindert. Ein sehr grosser Prozentsatz von Frauen nimmt Abführmittel, zum Teil weil sie verstopft sind (zu viel Eiweiss, zu wenig Ballaststoffe), zum Teil weil sie irrtümlicherweise davon ausgehen, dass Abführtabletten bei Gewichtsproblemen helfen können. Die verminderte Resorption von Nährstoffen betrifft natürlich auch die Calciumaufnahme!

Candida albicans (oder andere Pilze)

Pilze schädigen die Darmflora, was wiederum zu gravierenden Resorptionsstörungen aller Nährstoffe, auch von Calcium, führen kann.

Darmkrankheiten (Morbus Crohn, Colitis ulcerosa, Darmkrebs)

Bei diesen Darmkrankheiten ist die Darmschleimhaut und damit auch die Darmflora beschädigt. Die Resorption von Mineralstoffen und anderen Nahrungsbestandteilen nimmt generell ab.

Übersäuerung

Alles in unserem Leben ist ein Ringen um Gleichgewicht zwischen zwei Extremen. Im Fall des Säure-Basen-Haushalts geht es um ein Gleichgewicht zwischen Säuren und Basen.

Das Säure-Basen-Gleichgewicht ist Teil und Voraussetzung eines gesunden Stoffwechsels.

Säuren (Schwefelsäure, Salpetersäure, Kohlensäure, Phosphorsäure, Kieselsäure, Salzsäure, Essigsäure, Milchsäure, Zitronensäure, Ameisensäure, Apfelsäure) werden unserem Körper über Nahrungsmittel zugeführt, aber auch in den Stoffwechselprozessen selbst ununterbrochen produziert. Für *Basen* (Natrium, Kalium, Calcium und Magnesium) gilt dasselbe. Unser Körper bemüht sich um die Aufrechterhaltung eines mehr oder weniger stabilen allgemeinen pH-Wertes, wobei das biologische Gleichgewicht im Blut und in den meisten Körpergeweben idealerweise bei einem pH-Wert von rund 7,4 liegt.

Es ist grundsätzlich zwischen dem Säurewert des Blutes und dem des Gewebes zu unterscheiden. Der pH-Wert des Blutes schwankt nur sehr wenig: zwischen 7,36 und 7,42, der Durchschnittswert liegt bei 7,39. Bei einem pH-Wert des Blutes von 6,95 fällt der Mensch ins Koma, der Herzmuskel steht still und der Tod tritt ein. Steigt er auf pH 7,7 werden wir übererregt, es kann zu Krämpfen und sogar zum Tod kommen. Das Blut verfügt über Puffersysteme, die durch die Nahrung hervorgerufene Schwankungen des pH-Wertes ausgleichen. Das schnellste Puffersystem sind die Lungen, die sogenannte «flüchtige» Säuren (Kohlensäure) ausscheiden, die vor allem beim Abbau von pflanzlichen Produkten entstehen. Die stabilen Säuren, die beim Abbau von tierischen Eiweissen entstehen, werden über die Nieren ausgeschieden.

Zur Aufrechterhaltung des Basengehaltes im Blut (Mineralstoffe Natrium, Kalium, Calcium und Magnesium) mobilisiert das Blut Calcium und Magnesium aus dem Bindegewebe und aus den Knochen. Der pH-Wert des Blutes ist also ziemlich stabil. Es steuert seinen Säuregrad autonom, der Mensch hat darauf keinen Einfluss.

Was wir aber beeinflussen können, ist der Säuregrad unseres Hauptdepots, des Bindegewebes, das der Körper zur Aufrechterhaltung des Säure-Basen-Gleichgewichts benützt. Das Bindegewebe, aus dem der Körper zu etwa 80 Prozent besteht, hat eine Nähr-, Schutz- und Kontrollfunktion für alle Organzellen. Es erstreckt sich zusammen mit den Nerven und Gefässen über den gesamten Organismus, worin sich bereits seine verbindende Allgemeinfunktion andeutet. Ganz wesentlich ist hierbei, dass es alle Gefässe und Organe bis zu den feinsten Blutkapillaren hin fest umgibt. Es besteht aus einer wässrigen Grundsubstanz aus Proteoglykanen und Glykosaminoglykanen, in die kollagene und elastische Fasern eingelagert sind, und wird durchzogen von den Blutgefässen (Arterien, Venen, Kapillaren) und den Fasern des vegetativen Nervensystems.

Das Bindegewebe ist das Kommunikationssystem zwischen den Organen, Muskeln und Knochen und den sie versorgenden Blutgefässen.

Während des Tages versorgt die Nahrung den Organismus über das zirkulierende Blut mit Aminosäuren (Eiweiss), Zucker, organischen Säuren und Mineralien und über die Lymphe mit Fett. Die Leber empfängt, sortiert, entgiftet und speichert die Nährstoffe und verteilt sie über den Blutkreislauf. In dieser Stoffwechselphase entstehen zahlreiche Säuren. Die flüchtigen Säuren werden von den Lungen rasch in Form von Kohlendioxid abgeatmet. Diese Form der Ausscheidung kann sich den Bedürfnissen des Körpers anpassen, indem Atemfrequenz und -tiefe verändert werden. Die nicht flüchtigen Säuren (entstanden durch die Verstoffwechselung von tierischem Eiweiss) werden von den Nieren über den Urin ausgeschieden. Dabei produziert tierisches Eiweiss 50 Prozent mehr Säuren als pflanzliches Eiweiss!

Säurebildende Lebensmittel sind, wie oben erwähnt, insbesondere eiweissreiche Lebensmittel wie Fleisch und Fleischprodukte, Fisch, Eier sowie in geringerem Masse auch Getreideprodukte, besonders Weissmehl, Zucker, Alkohol, Kaffee, Margarine und Cola-Getränke. Falls der Stoffwechsel nicht einwandfrei funktioniert, können auch Früchte zu Säurelieferanten werden, weil dann die Fruchtsäure nicht voll oxidiert werden kann. *Basenlieferanten* sind in erster Linie Gemüse, Milchprodukte (ausser Hartkäse), Mais, Sojabohnen, Eigelb, Trockenfrüchte, Mandeln und Paranüsse.

Ein *Säureüberschuss* kann aber auch das Resultat einer unvollständigen biochemischen Umwandlung der Nahrung sein, die auf einen Mangel an Vitaminen und Mineralstoffen zurückzuführen ist! Auch körperliche Überanstrengung und Stress können zur Übersäuerung des Organismus führen.

Säuren, die nicht über die Nieren ausgeschieden werden können (bei einem zu hohen Eiweisskonsum), werden zum grössten Teil im Bindegewebe abgelagert, damit der Blut-pH-Wert konstant bleibt. Diese Säuren binden sich an die Fasern des Kollagens. Während des Tages entsteht somit eine zunehmende Tendenz zur Gewebeübersäuerung (Azidose). Während der Nacht hört normalerweise die Versorgung mit Nährstoffen auf, und der Organismus schaltet auf Ausscheidung und Reinigung um. Mittels eines Enzyms (Hyaluronidase) werden die im Bindegewebe festgehaltenen Säuren in den Blutkreislauf freigesetzt. *Der Säureüberschuss im Blut wird durch Mobilisation basischer Calciumsalze wie Calciumcarbonate und -phosphate aus den Knochen neutralisiert,* da die Erhaltung eines normalen pH-Wertes für den Organismus von vorrangiger Bedeutung ist. Dadurch kommt es auch zu einer erhöhten Calciumausscheidung im Urin und damit – bei gleichbleibender Calciumzufuhr – zu einer negativen Calciumbilanz. Ist unter diesen Umständen die Calciumzufuhr von aussen nicht hoch genug, treten im Knochen dauerhafte Calciumverluste auf, und die Entstehung einer Osteoporose wird begünstigt. Dieser Mechanismus, der zur Entstehung einer Osteoporose beitragen kann, wurde bereits vor mehr als 25 Jahren aufgezeigt.

Die Höhe der Calciumausscheidung über Niere und Urin hängt ganz wesentlich von der Säurebelastung des Organismus ab. Je höher die Säurebelastung und damit die notwendige Ausscheidung überschüssiger Säuren über den Urin ist, desto höher ist auch die Calciumausscheidung.

Unsere übliche Mischkost enthält einen Säureüberschuss von ca. 50 mval/Tag (mval = Millival = Messgrösse für Säuren oder Basen).

Die Nieren filtrieren pro Tag enorme Mengen an Calcium, nämlich rund 9 bis 10 g. Fast die gesamte Menge (ca. 98%) an Calcium wird in den Organismus rückresorbiert und damit die Homöostase (Gleichgewicht des Calciums) aufrechterhalten. Die verbleibende äusserst geringe Menge von ca. 2% oder 160–180 mg/Tag wird über den Urin ausgeschieden und geht dem Organismus verloren. Nur diese Calciumverluste im Urin müssen durch eine Calciumzufuhr ersetzt werden, um die Calciumbilanz auszugleichen und Calciumdefizite in den Knochen zu vermeiden.

Dies bedeutet jedoch, dass relativ geringe Änderungen in der Höhe der Calciumausscheidung über die Nieren und über den Darm bedeutende Wirkungen auf die Calciumbilanz und damit auf die Knochen haben.

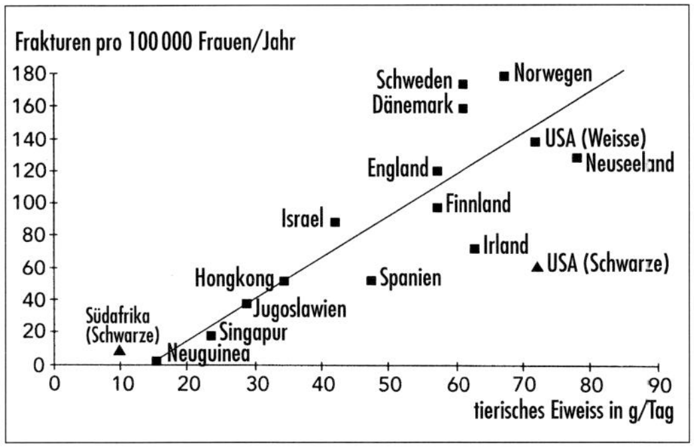

Frakturhäufigkeiten bei Frauen über 50 Jahren und Höhe des Verzehrs von Protein tierischen Ursprungs (Fleisch, Milch und Milchprodukte, Eier) in verschiedenen Ländern.

Unsere westlichen Ernährungs- und Lebensgewohnheiten

Zu hoher oder zu niedriger Eiweisskonsum

Der amerikanische Biochemiker Abelow und seine Mitarbeiter analysierten 1992 die Zusammenhänge zwischen der Häufigkeit von Hüftfrakturen bei Frauen über 50 Jahren und der Höhe der Aufnahme von tierischem Eiweiss. Dazu wurden insgesamt 34 Studien, die aus 16 Ländern stammten, ausgewertet. Das Ergebnis zeigte, dass ein Zusammenhang besteht zwischen einem hohen Verzehr von tierischem Protein und einer starken Zunahme an Hüftfrakturen. Je mehr tierisches Eiweiss in Form von Fleisch, Milch, Milchprodukten und Eiern verzehrt wurde, desto mehr Frakturen traten auf.

Ein weiteres verblüffendes Ergebnis dieser Studie war, dass die Häufigkeit der Frakturen zunahm, je höher zugleich die Calciumaufnahme aus der Nahrung war. Aufgrund der vermuteten schützenden Rolle von Calcium bei Osteoporose war das Gegenteil zu erwarten gewesen! Eine höhere Calciumaufnahme in Verbindung mit einer höheren Proteinzufuhr zeigte demnach keinerlei Schutzwirkung.

Auch der Ausschuss «Nahrungsbedarf» der Deutschen Gesellschaft für Ernährung weist in einer kürzlichen Stellungnahme ausdrücklich darauf hin, dass bei vegetarischer Ernährung der Calciumbedarf zur Erzielung einer ausgeglichenen Calciumbilanz nur ca. 450 mg/Tag beträgt, im Gegensatz zum Bedarf von ca. 900 mg/Tag bei proteinreicher Mischkost.

Ungeachtet der Tatsache, dass die Eiweissaufnahme bei der Mehrheit der Bevölkerung in der Schweiz und in Deutschland über den Empfehlungen der jeweiligen Gesundheitsbehörden liegt, kann Osteoporosepatienten nicht pauschal die Empfehlung gegeben werden, ihre Eiweisszufuhr zu reduzieren. In Deutschland empfiehlt die DGE (Deutsche Gesellschaft für Ernährung) eine Eiweissaufnahme von 0,8 bis 1,2 g pro Kilogramm Kör-

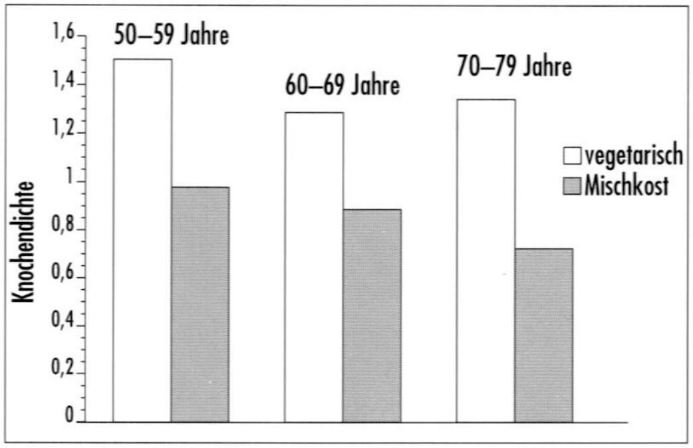

Knochendichte bei Vegetarierinnen und Frauen unter proteinreicher Mischkost. Besonders bemerkenswert ist, dass die Unterschiede in der Knochendichte mit zunehmendem Alter grösser werden.

pergewicht, also durchschnittlich 60 bis 80 g pro Tag. Der tatsächliche Eiweisskonsum liegt in Deutschland laut Ernährungsbericht von 1996 bei durchschnittlich 95 g und in der Schweiz laut dem vierten Ernährungsbericht bei 96,6 g.

Es ist jedoch ebenso eine Tatsache, dass heute gerade bei Senioren die Eiweisszufuhr oft zu niedrig ist. Auch bei Vegetariern stelle ich in meiner Praxis immer wieder mehr oder weniger grosse Eiweissmängel fest. Viele gehen nämlich von der irrigen Annahme aus, dass es bereits genüge, bei der gewöhnlichen Ernährung das Fleisch wegzulassen, um eine gesunde vegetarische Ernährung zu erhalten. Man darf aber nicht vergessen, dass das Fleisch einer unserer Hauptlieferanten für Vitamine, besonders jene der B-Gruppe, ist und dass der Verzicht auf Fleisch durch die andere wichtige Vitaminquelle kompensiert werden muss, nämlich durch Vollkornprodukte.

Wer einfach Fleisch und Fisch weglässt, ernährt sich noch lange nicht gesund. Vermehrt ist zu beobachten, dass viele Menschen sich vor allem von Pasta und Pizza ernähren und sich dann Vegetarier nennen. Eine auf Pasta und Pizza beruhende Ernährung genügt aber niemals, um unseren Eiweissbedarf zu decken. Wer sich wirklich vegetarisch ernähren will, so dass der minimale Eiweissbedarf gedeckt ist, sollte täglich eine Mahlzeit mit je einer grossen Portion folgender Nahrungsmittel essen:

- Eier oder Hülsenfrüchte
- Milchprodukte (Käse, Quark, Hüttenkäse, Mozzarella) – Milch und Joghurt allein genügen nicht!
- Tofu

Die beste so genannte biologische Wertigkeit haben folgende Kombinationen:

- Kartoffeln + Ei (z.B. Rösti mit Spiegelei – in der Schweiz ein Nationalgericht)
- Kartoffeln + Milchprodukte (z.B. «Gschwellti»/ Pellkartoffeln mit Käse)
- Getreide mit Ei oder Milch bzw. Milchprodukten (z.B. Milchreis, Getreideküchlein)
- Hülsenfrüchte mit Milchprodukten oder mit Getreide (z.B. Reis mit Linsencurry)

Einmal mehr bewähren sich auch hier die Regeln der Trennkost und sorgen für eine mengenmässig vernünftige Aufteilung im Speiseplan, indem man einmal täglich eine Eiweissmahlzeit – bevorzugt als Mittagsmahlzeit – zu sich nimmt. In anderen Worten heisst das: Einmal täglich Eiweiss + Salat oder Gemüse. Und dies gilt sowohl für Vegetarier wie für Nicht-Vegetarier.

Zu hoher Phosphorkonsum

Calcium und Phosphor sind als phosphorsaurer Kalk aneinander gebunden und für die Festigkeit des Knochens verantwortlich.

Das ideale Verhältnis zwischen Calciumzufuhr und Phosphorzufuhr beträgt 1:1 bis 1,2:1!

Ein hoher Phosphatgehalt in der Nahrung führt zu einem Absinken der Blutcalciumkonzentration. Dies führt zu einer verstärkten Ausschüttung des Parathormons, was wiederum die Freisetzung von Calcium aus dem Knochengewebe bewirkt.

Laut Schweizerischem Ernährungsbericht von 1991 konsumieren wir:

- Calcium: 1009 mg pro Tag pro Person
- Phosphor: 1575 mg pro Tag pro Person

Mit anderen Worten: Wir haben durch unsere Ernährungsgewohnheiten regelmässig einen Überschuss an Phosphor, der automatisch zur Freisetzung von Calcium aus den Knochen führt!

Aus der Tabelle auf Seite 23–24. ist zu entnehmen, in welchen Lebensmitteln dieser viele Phosphor steckt.

Lebensmittel mit hohem Phosphorgehalt sind:

Fleisch, Würste, Fisch, Eier, Schmelzkäse, Colagetränke, Pilze, Hülsenfrüchte (mit Ausnahme von Kefen/Zuckererbsen), Getreide. (Getreide weist aber ausser dem Phosphor auch einen hohen Gehalt an allen anderen Mineralstoffen auf.)

Lebensmittel mit einem besonders niedrigen Phosphorgehalt sind:

Milchprodukte, die meisten Gemüse, Obst, Sesam, Tofu, schwarze Melasse.

Wie wir sehen, sind es auch hier wieder hauptsächlich die stark eiweisshaltigen Lebensmittel, die einen hohen Phosphorgehalt aufweisen.

Phosphate – eine andere chemische Form von Phosphor – werden auch in zahlreichen Zusatzstoffen genutzt. Sie wirken als Stabilisatoren und Emulgatoren. Am häufigsten finden sie Verwendung für Würste, Schmelz- und Kochkäse, Kondensmilch-, Trockenmilch- und Rahmerzeugnisse, Fischzubereitungen, Fertigeis, Colagetränke, Kakaogetränke und Backpulver (E 338, 339, 340, 341, 343, 450a, 450b, 450c, 540, 543, 544).

Andere Lebensmittel und Genussmittel

Koffeinhaltige Lebensmittel

Koffein hat einen diuretischen, das heisst harntreibenden Effekt; mit dem vermehrten Wasserlassen gehen Calcium und Magnesium verloren. Eine Studie zeigte, dass 2 Tassen Kaffee pro Tag den täglichen Calciumbedarf um 200–300 mg erhöhen. Es gibt jedoch auch andere Studien, die dies verneinen und den Calciumverlust durch Kaffeegenuss als niedrig bezeichnen. Hier gilt wahrscheinlich wie so oft die Devise: Mit Mass macht's Spass ohne Folgen!

Oxalsäurehaltige Lebensmittel

Die in Kakao, Rhabarber und Spinat enthaltene Oxalsäure bildet zusammen mit Calcium das schwer lösliche Calciumoxalat. Das Calcium kann dadurch nicht aus dem Darm resorbiert werden und geht dem Körper verloren.

Phytinsäure in Vollgetreide

Die in Vollgetreide und dort vor allem in den Ballaststoffen enthaltene Phytinsäure hemmt die Calciumresorption. Dies gilt nur für roh gegessenes Getreide. Beim Kochen oder Backen wird das Phytin abgebaut. Durch ihren hohen allgemeinen Mineralstoff- und Vitamingehalt sind die Vollgetreide aber trotzdem den ballaststoffarmen Lebensmitteln aus Weissmehl vorzuziehen. Hingegen sollten aus diesem Grund Kleietabletten nur zurückhaltend eingesetzt werden.

Hoher Salzkonsum

Ein übermässig hoher Salzkonsum erhöht die Calciumausscheidung über die Nieren.

Alkohol

Alkohol schädigt die Leber und stört die Eiweisssynthese, das heisst die Kollagenbildung.

Zuckeralkohole wie Sorbitol und Mannitol

Diese Stoffe, die vor allem zur Herstellung von Diabetiker-Produkten verwendet werden, hemmen die Calciumresorption.

Nikotin

Eine Studie, die 1994 von L.J. Hopper im New England Journal of Medicine veröffentlicht wurde, zeigte auf, dass Frauen, die täglich eine Schachtel Zigaretten oder mehr rauchen, zu Beginn der Wechseljahre eine Verminderung der Knochendichte um 5–10 Prozent aufweisen und zwar sowohl im Bereich der Lendenwirbelsäule als auch im Oberschenkelbereich.

Medikamente

Es ist erwiesen, dass viele Medikamente entweder die Resorptionsrate (Aufnahme) von Calcium im Darm senken oder seine Ausscheidung über die Nieren fördern oder beides zusammen (z.B. bei Cortison oder Antacida).

Dies gilt für:
- Antibiotika
- Cortisonpräparate
- Antikonvulsiva (krampflösende Mittel)
- Abführmittel
- Schilddrüsenhormone
- Antacida (Mittel bei Magenübersäuerung)

Bewegungsmangel

Wenn Muskeln bewegt werden, üben sie einen mechanischen Reiz auf den darunter liegenden Knochen aus. Dieser Reiz löst in der Knochenhaut eine biochemische Reaktion aus. Die Osteoblasten (knochenbildende Zellen) werden zu vermehrter Tätigkeit angeregt. Die Blutzirkulation wird erhöht und ganz allgemein wird der Knochenaufbau gesteigert. Dies gilt aber nur bei einer adäquaten Ernährung.

Zu beachten ist dies insbesondere auch bei einem Bewegungsmangel durch Krankheit, wo automatisch Knochenmasse verloren geht. Wenn wir nach einer Krankheit nicht auf unseren Calciumkonsum achten, hat der Knochen Mühe, seine frühere Dichte wieder zu erreichen. Nach jeder Krankheit und Bettlägrigkeit ist deshalb vermehrtes Augenmerk auf den Calciumkonsum zu legen.

In Kürze: Was behindert die Calciumaufnahme

Viele Ursachen können dazu führen, dass unserem Körper Calcium verloren geht bzw. gar nicht bis zu den Knochen gelangt. Wenn die Calciumeinnahme genügend gross, der Verlust durch die Behinderung der Resorption aber ebenfalls gross ist, ist der Knochenstoffwechsel gestört. Die folgenden Faktoren bestimmen darüber, wieviel Calcium unserem Körper schliesslich zur Verfügung steht. Eine erhöhte Calciumzufuhr (in Form von Tabletten usw.) oder Behandlung mit Hormonen ohne Berücksichtigung der folgenden Verlustfaktoren ist sinnlos und nützt letztlich nur der Pharmaindustrie.

Vitaminmängel: Alle für den Stoffwechsel benötigten biochemischen Substanzen, Vitamine und Mineralstoffe, stammen aus unserer Nahrung. Fehlen eine oder mehrere davon – Vitamine D_3, E, C, B_6, K, Biotin, Mangan, Zink oder Kupfer –, kann auch der Knochenstoffwechsel nicht mehr richtig funktionieren.

Es ist erwiesen, dass Frauen mit Osteoporose einen Mangel an diesen Vitaminen aufweisen.

Darmerkrankungen: Die Gesundheit unseres Darmes bzw. die Zusammensetzung der Darmflora entscheidet darüber, welche Substanzen in den Körper aufgenommen werden können und ihm damit für seine Stoffwechselfunktionen zur Verfügung stehen. Bei Darmerkrankungen ist die Resorption allgemein gestört, d.h. weniger Vitamine und Mineralstoffe passieren die Darmschleimhaut und stehen dem Körper für seinen Stoffwechsel zur Verfügung. Dies gilt insbesondere bei:
- chronischem Durchfall oder Verstopfung
- Candida albicans oder anderen Pilzerkrankungen
- Darmkrankheiten wie Morbus Crohn, Colitis ulcerosa, Darmkrebs

Übersäuerung: Das Säure-Basen-Gleichgewicht ist Teil und Voraussetzung eines gesunden Stoffwechsels. Die Ursache für einen Säureüberschuss kann sein:
- unvollständige biochemische Umwandlung der Nahrung (Vitamin- und Mineralstoffmangel generell)
- zu viel säurebildende Lebensmittel (besonders durch eiweissreiche Lebensmittel wie Fleisch, Fisch, Eier, Weissmehl, Zucker)
- übermässiger Stress
- Mangel an basischen Mineralsalzen

Ein Säureüberschuss wird durch die Mobilisation basischer Mineralsalze wie Calciumsalze aus den Knochen neutralisiert, da die Erhaltung eines normalen pH-Wertes für den Organismus von vorrangiger Bedeutung ist.

Schlechte Ernährungsgewohnheiten: Viele unserer westlichen Ernährungsgewohnheiten führen dazu, dass das Calcium gar nicht erst bis zu den Knochen gelangen kann:

- zu hoher oder zu niedriger Eiweisskonsum
- zu hoher Phosphorkonsum
- Konsum von zu viel koffeinhaltigen Lebensmitteln
- Konsum von oxalsäurehaltigen Lebensmitteln
- zu hoher Phytinkonsum bei Einnahme von Kleietabletten (bei Verstopfung!)
- zu hoher Salzkonsum, besonders versteckt in Wurst und Käse
- zu hoher Alkoholkonsum
- Nikotinkonsum

Medikamente: Viele Medikamente senken die Resorptionsrate (Aufnahme) von Calcium aus dem Darm oder fördern seine Ausscheidung über die Nieren oder beides: z.B. Antibiotika, Cortisonpräparate, Antikonvulsiva (krampflösende Mittel), Abführmittel, Schilddrüsenhormone, Antacida (bei Magenübersäuerung).

Bewegungsmangel: Wenn Muskeln bewegt werden, üben sie einen mechanischen Reiz auf den darunter liegenden Knochen aus, der die Knochenbildung anregt und die Blutzirkulation ganz generell steigert. Bei Bewegungsmangel fehlt dieser Anreiz zur Neubildung und bei längerer Bettlägrigkeit kann sogar Knochenmasse verloren gehen.

Die Geschichte mit den Hormonen

Zu den vielen Osteoporose-Seminaren, die wir an unserem Institut schon durchgeführt haben, kommt die Mehrzahl der Frauen mit der folgenden Haltung: «Mein Frauenarzt sagt mir, ich müsse zur Prophylaxe der Osteoporose unbedingt Hormone nehmen. Ich fühle aber, dass ich das nicht will, und möchte mich hier weiter informieren.» Und das sind wohl verstanden Frauen um 40! Auch viele Frauen, die zur Risikogruppe gehören, weil ihre Mütter bereits an Osteoporose litten, haben ein natürliches Misstrauen gegen die Hormonsubstitution und wollen sich zuerst erkundigen.

Unserer Meinung nach ist dieses Misstrauen berechtigt, sind doch die Hormone sozusagen die Feinregulatoren oder anders ausgedrückt die Dirigenten unseres gesamten Stoffwechsels und beeinflussen damit auch unser Wohlbefinden. Ob auf gute oder schlechte Weise, ist schwierig vorherzusagen, und auch die Statistiken sind so widersprüchlich, wie die Frauen individuell verschieden sind. Was die Osteoporose betrifft, spielen ausserdem die lange individuelle Vorgeschichte, die erbliche Belastung, der persönliche Lebensstil, das heisst die Art und Weise, wie wir uns in den vorangegangenen Jahrzehnten ernährt und ganz allgemein gelebt haben, eine wichtige Rolle.

Unsere Gesellschaft betrachtet das Alter in mancher Hinsicht wie einen Krankheitszustand, den es mit allen Mitteln zu vermeiden gilt. Sich jung zu fühlen und jung auszusehen ist eine Pflicht, und ganze Industriezweige leben bestens davon, diese Illusion in uns zu erwecken und zu erhalten – allen voran die Pharmaindustrie, die Kosmetikindustrie und die Schönheitschirurgie. Neuerdings versucht man unter dem Deckmantel der sogenannten Prophylaxe von Osteoporose, weltweit sämtliche Frauen über 40 dazu zu bringen, Hormone einzunehmen.

Abgesehen davon, dass man jetzt schon weiss, dass die mit dem Urin ausgeschiedenen Östrogene, die über die Abwässer in die Flüsse und von dort in die Meere gelangen, bei den männlichen Meerestieren zu Unfruchtbarkeit führen, ist es ein Irrsinn, bei sämtlichen Frauen mit Hormongaben in den Stoffwechsel einzugreifen. Neueste Studien der Biochemie zeigen, dass die Hormone den Spiegel der meisten Vitamine und Mineralstoffe senken und sämtliche andere im Blut messbare Faktoren beeinflussen.

So verändert die Hormoneinnahme u.a. nachweisbar den Vitamin-B_6-Stoffwechsel, was zu Veränderungen der Haut (photosensitive Ekzeme), im Zentralnervensystem in Form von Depressionen (!), im Gefässstoffwechsel in Form eines erhöhten Thromboserisikos, erhöhter Kanzerogenität (Tumorbildung), Hypertonie (Bluthochdruck) und einem erhöhten Risiko von Gallensteinbildung führt.

Welche Rolle spielen Östrogen und Progesteron

Östrogen ist ein Sammelbegriff für eine Reihe von körpereigenen Hormonen, von denen Östron, Östradiol und Östriol die wichtigsten sind. Die Bezeichnung geht auf das Wort *estrus* zurück, was

Hitze oder Fruchtbarkeit heisst. Phytoestrogene sind pflanzliche Stoffe, die eine östrogenähnliche Wirkung haben. Die im Handel befindlichen Östrogen-Pillen sind meistens synthetisch hergestellt. Östradiol wirkt am stärksten stimulierend auf die Brust, Östriol am wenigsten. Studien belegen, dass Östradiol (und in geringerem Ausmass auch Östron) das Risiko für Brustkrebs erhöhen, während Östriol schützend wirkt. Östriol entfaltet seine Wirkung vor allem in Vagina, Cervix und Vulva. Im Falle von postmenopausaler Scheidenaustrocknung und Atrophie, beides mögliche Ursachen für Vaginitis und Zystitis, wäre Östriol theoretisch das wirksamste Östrogen. Östrogen ist das in der ersten Woche nach der Menstruation dominierende Geschlechtshormon.

Progesteron ist ein Vorläufer des Östrogens. Mit dem Eisprung (Ovulation) steigt der Progesteronspiegel an und ist während den zwei Wochen vor der Menstruation dominierend.

Oft besteht das Missverständnis, dass die Frau während und nach der Menopause keine weiblichen Hormone mehr bilden kann und dass sie infolgedessen eines Östrogenersatzes bedarf. Tatsache ist, dass die Frau während und nach der Menopause lediglich weniger Östrogen produziert, als für die allmonatliche Vorbereitung der Gebärmutterschleimhaut (Endometrium) auf eine Schwangerschaft notwendig wäre. Östrogen wird weiterhin produziert, und zwar aus dem Hormon Androstendion, das in geringen Mengen in der Nebennierenrinde und den Eierstöcken gebildet und während des Klimakteriums im peripheren Fettgewebe zu Östron umgewandelt wird. Die Produktion von Progesteron wird schon einige Jahre vor der Menopause vom Körper eingestellt.

Dr. Lee beweist in seinem Buch «Natural Progesterone», dass die Einnahme von natürlichen Hormonen in unserem Körper eine ganz andere Wirkung hat als die synthetischer Hormone, wie sie z.B. in Europa weitgehend verwendet werden. Die unten unter Progesteron angegebenen positiven Eigenschaften gelten nicht für die sogenannten Gestagene, die in den Hormonpillen verwendeten synthetischen Hormone.

Ärzte und Forscher sind in der Hormontherapie keinesfalls einer Meinung. Währenddem die Gynäkologen die Hormoneinnahmen meistens

Physiologische Wirkung von Östrogen und Progesteron

Östrogen
- bereitet die Gebärmutterschleimhaut (Endometrium) für die Fortpflanzung vor
- regt die Brusttätigkeit an
- vermehrt Körperfett
- hält Salz zurück und bewirkt Wasserstauungen
- verursacht Depressionen und Kopfschmerzen
- stört Schilddrüsenhormone
- vermindert Libido
- verursacht Zinkverlust und Kupferbelastung

Progesteron
- hält die Gebärmutterschleimhaut (Endometrium) sekretorisch
- schützt vor Brustknötchenbildung
- hilft Fett als Energiequelle nutzen
- ist ein natürliches Diuretikum
- ist ein natürliches Antidepressivum
- erleichtert die Schilddrüsentätigkeit
- stellt die Libido wieder her
- normalisiert den Blutzuckerstoffwechsel

Aus: «Natural Progesterone» von Dr. med. John R. Lee

befürworten, gibt es durchaus auch viele kritische Stimmen. Hier eine kleine Auswahl aus einer grossen Sammlung:

Hormoneinnahme und Osteoporose

1. Im Sonderheft 1/1996 des «Journal für Menopause» zum Thema «Langzeittherapie mit Sexualhormonen zur Krankheitsverhütung und Lebensverlängerung in der Postmenopause» schreiben die Autoren Mühlhauser, Kimmerle und Berger in ihrem Beitrag «Hormontherapie zur Prävention der Osteoporose»:

«Randomisierte Studien über bis zu 10 Jahre zeigen, dass die Knochendichte durch Östrogentherapie erhalten bleibt. Kontrollierte Studien zur Inzidenz von Oberschenkelhalsfrakturen fehlen. Aufgrund epidemiologischer Studien wurde gefolgert, dass es unter Östrogentherapie zu 25–50% weniger Frakturen kommt. Diese Beobachtungen wurden an relativ jungen Frauen (meist unter 75 Jahre) gemacht und sind nicht ohne weiteres auf ältere Frauen übertragbar. Mehr als 80% der Frakturen treten jedoch erst bei über 75jährigen Personen auf. Der die Knochendichte erhaltende Effekt der Östrogene ist zudem nur solange nachweisbar, wie die Behandlung durchgeführt wird. So zeigte sich in der Framingham-Studie bei über 75 Jahre alten Frauen, dass, selbst wenn 10 Jahre oder länger Östrogene eingenommen, danach aber abgesetzt wurden, die aktuelle Knochendichte nicht höher war als bei Frauen, die nie Östrogene eingenommen hatten. Auch bei Frauen mit prämenopausaler Oophorektomie (Entfernung der Eierstöcke vor der Menopause) zeigte sich vier Jahre nach Beendigung der Östrogen-Substitutionstherapie eine Knochendichte wie bei Placebobehandlung. Um Knochenbrüche im hohen Alter durch eine Östrogentherapie zu verhindern, müsste diese also prämenopausal (vor der Menopause) lebenslang durchgeführt werden. *Die heute durchgeführte kombinierte Östrogen-Gestagen-Therapie ist vergleichsweise wenig untersucht; gleichwohl wird postuliert, dass auch unter dieser Behandlung die Knochendichte erhalten bleibt und Knochenbrüche verhindert werden können.»*

Und weiter: «Das hypothetische Risiko für eine Oberschenkelhalsfraktur *für eine Frau ohne Östrogentherapie* liegt mit 75 Jahren bei 3% und mit 85 Jahren bei 11%, *für eine Frau mit Östrogentherapie über 30 Jahre* mit 75 Jahren bei 1,5% Frakturen und 1,5% verhinderten Frakturen und mit 85 Jahren bei 5,5% Frakturen und 5,5% verhinderten Frakturen.»

«Es ist derzeit kaum möglich, für die einzelne Frau das Risiko vorherzusagen, ob sie Knochenbrüche erleiden wird oder nicht. Genetische Faktoren scheinen eine wichtige Rolle zu spielen und sind ein zusätzliches Argument gegen den undifferenzierten Einsatz der präventiven Hormontherapie bei der Gesamtbevölkerung der Frauen. Die Densitometrie als Screeningverfahren ist ausserhalb von Hochrisiko-Populationen ungeeignet und verursacht durch ihren unkritischen Masseneinsatz durch zahlreiche falsch positive Diagnosen vielfältige Probleme. Dazu gehören Ängste bei den betroffenen Frauen, von den Kosten für die Versicherungsträger ganz zu schweigen. Diese Art der Verängstigung, verbunden mit möglicherweise unnötiger (medikamentöser) Behandlung und nicht gerechtfertigter Bindung an medizinische Institutionen, muss der vermeintlichen Verunsicherung der Bevölkerung durch umfassende Informaton über Wirkungen und Nebenwirkungen der präventiven Hormontherapie entgegengehalten werden.»

2. Dr. med. H.C. Bucher schreibt in der Schriftenreihe «Paracelsus heute» vom Juli 1995 im Artikel «Osteoporose – Benötigen Frauen nach den Wechseljahren Hormone?»:

«Die präventive Wirkung einer Hormonbehandlung nach der Menopause kann nur schlüssig untersucht werden, wenn in einer sogenannten randomisierten Doppelblind-Studie die Frauen nach dem Zufallsprinzip einer Hormontherapie oder einer Scheintherapie (Placebo) zugeordnet werden, um dann festzustellen, ob die eine oder andere Gruppe dieser Frauen nach zehn oder mehr Jahren mehr Knochenbrüche gehabt hat oder nicht. Solche Studien fehlen aber bis heute. Dieselben mangelhaften Daten, die einen Nutzen der Hormone belegen sollen, lassen jedenfalls abschätzen, dass die erhoffte Zahl verhüteter Knochenbrüche und Infarkte von der Zahl der behandlungbedingten Krebserkrankungen aufgewogen wird. Niemand weiss heute, ob eine in präventiver Absicht durchgeführte Hormonbehandlung mehr Nutzen oder mehr Schaden bewirkt. Auf diese unklare Behandlungs-Sicherheit ist auch im Juni 1995 im angesehenen New England Journal of Medicine hingewiesen worden.»

3. In dem bemerkenswerten Buch «Natural Progesterone» von Dr. med. John R. Lee (BLL Publishing, USA 1993) vertritt der Autor, ein Spezialist auf dem Gebiet der Gechlechtshormone, eine beachtenswerte These in Bezug auf den Einfluss der Hormone auf den Knochenstoffwechsel. Er schreibt über die Osteoporose:

«Man ist sich generell darüber einig, dass Östrogentherapie das Fortschreiten von Osteoporose verzögert, aber sie nicht wirklich verhindert oder rückgängig macht. Es wurde auch klar, dass die Östrogentherapie nicht ohne Risiko ist. Man fand heraus, dass die Gabe von Östrogen ohne Progesteron zur Salz- und Wasserretention führt, das Risiko von Thrombosen fördert, die Fettsynthese stört, die Thyroxinbildung (Schilddrüsenhormon) stört, die Bildung von Knötchen in der Gebärmutter fördert, Brustdrüsenentzündungen und Zystenbildung fördert, das Risiko von Gallensteinen und Nierensteinen erhöht etc. Es wurde weiter herausgefunden, dass der Nutzen der Östrogengabe nach der Menopause nach drei bis fünf Jahren verschwindet.

4. Barzel stellte in seiner Auswertung von 31 Osteoporose-Studien mit Östrogengabe (1972–1987) fest:

«Die Östrogen-Therapie bei Frauen in und nach den Wechseljahren mit nachgewiesener Osteoporose ist nicht von signifikantem Nutzen und wird mit einer hohen Rate von unakzeptierbaren Nebenerscheinungen und Komplikationen verbunden.» Und: «Die momentane Medizin beharrt unerklärlicherweise auf dem Glauben, dass die Östrogengabe die Hauptbehandlungsart von Osteoporose bei Frauen sei. Das ist unglaublich eigenartig, unterstützen doch die anerkanntesten medizinischen Veröffentlichungen diese These nicht. So sagt z.B. der Scientific American's updated Medicine Text, 1991: Östrogen erniedrigt die Resorption von Knochen, aber verbunden mit der Verminderung von Knochenresorption ist eine Verminderung von Knochenbildung. Deshalb soll nicht erwartet werden, dass Östrogen die Knochenmasse vergrössert. Die Autoren diskutieren auch die Nebenwirkungen von Östrogen inkl. das Risiko von Gebärmutterkrebs, der bei Frauen unter Östrogentherapie 6mal höher ist, die länger als fünf Jahre lang Östrogene nehmen. Bei Langzeit-Benützerinnen liegt das Risiko sogar 15mal höher.»

Tatsache ist, dass Frauen mit Brustkrebs sogenannte Antihormone erhalten, die die körpereigene Produktion von Östrogen drosseln.

5. Dr. Susan Love schreibt in ihrem Buch «Das Hormonbuch – was Frauen wissen sollten» (Krüger Verlag 1997), Seite 194:

«Eine der bislang umfangreichsten Studien, die ‹Nurses' Health Study›, bei der fast 122000 Frauen teilnehmen (die Studie ist noch nicht beendet), erbrachte im Juni 1995, dass das Brustkrebsrisiko von Frauen, die ausschliesslich Östrogene zu sich nahmen, um 36% stieg, das der Frauen, die eine Hormonkombination einnahmen, sogar um 50%. (...) Ein weiteres bedeutsames Ergebnis der ‹Nurses' Health Study› bezog sich auf die Auswirkungen von Einnahmedauer und Alter. Die Frauen, die zum Zeitpunkt der Studie zwischen fünf und zehn Jahre lang Östrogen und Progesteron eingenommen hatten, trugen ein um 46% erhöhtes Brustkrebsrisiko. Zudem stieg das Risiko um so mehr, je älter die Frau war. Frauen zwischen 60 und 64, die seit fünf oder mehr Jahren Hormone einnahmen, hatten ein 71% höheres Risiko. Dies muss man beachten, wenn man sich ansieht, wie Hormone als Mittel gegen Osteoporose und Herzerkrankungen vermarktet werden. Man empfiehlt den Frauen, zur Prävention dieser beiden Erkrankungen ab 50 Hormone einzunehmen und die Einnahme lebenslang fortzusetzen. Dies bedeutet, dass eine Frau mit 65 bereits seit 15 Jahren Hormone geschluckt hat, was ihre Gefährdung durch Brustkrebs beträchtlich steigert.»

Hormoneinnahme und Herzerkrankungen

Viele Studien versuchen zu belegen, dass die Einnahme von Hormonen eine Verringerung der Herz-Kreislauf-Erkrankungen bewirkt. Hormone werden aus diesem Grund von Frauenärzten auch oft den Patientinnen empfohlen. Dazu wieder die Autoren Mühlhauser, Kimmerle und Berger im erwähnten Sonderheft (siehe Seite 38):

«In der Framingham-Studie wurden die Assoziationen zwischen Östrogeneinnahme und kardiovaskulärer Morbidität und Mortalität bei 1234 Frauen über eine Dauer von 8 Jahren untersucht. Frauen mit Östrogentherapie hatten einen niedrigeren Blutdruck, ein niedrigeres Gewicht und niedrigere Cholesterinwerte, und zwar nicht nur während der Östrogeneinnahme, sondern auch schon vorher. Trotzdem hatten in dieser Studie Frauen mit Östrogentherapie eine signifikant erhöhte kardiovaskuläre Morbidität und mehr Schlaganfälle. Das Risiko war besonders hoch für rauchende Frauen. Heute wird argumentiert, dass die Östrogentherapie damals zu hoch dosiert wurde ...» Und: «Langzeitwirkungen und -sicherheit der vorwiegend in Europa verwendeten Östrogene und Gestagene sind noch weniger bekannt als jener Präparate, die in den amerikanischen Studien verwendet wurden. Langzeituntersuchungen zu den in Deutschland zunehmend populären Hormonpflastern auf kardiovaskuläre Komplikationen fehlen vollständig. Auch unterschiedliche Dosierungen und Kombinationen der Hormone, z.B. kontinuierliche versus zyklische Verabreichung, könnten sich langfristig sehr unterschiedlich auf Herz-Kreislauf-Komplikationen auswirken.»

Hormoneinnahme und Thrombosegefahr

Bisher galten Krampfadern oder vorangegangene Thrombosen immer als Hinderungsgrund für eine Hormontherapie. In der Zeitschrift «Lancet», Band 348, Oktober 1996 wurde eine Studie besprochen, die wie folgt interpretiert wurde:

«Momentan wird die Hormon-Substitutionstherapie mit dem Risiko von Venenthrombosen in Zusammenhang gebracht. Das erhöhte Risiko ist wahrscheinlich auf Neu-Verwender konzentriert. (...) Dieser Befund muss gegen den eventuellen Nutzen von Langzeitbehandlungen, inkl. Reduktionen im Risiko von osteoporotischen Frakturen und Herzkrankheiten *und der eventuellen leichten Erhöhung des Risikos von Brustkrebs abgewogen werden.»*

Dieser Beitrag in Lancet, einer der angesehensten medizinischen Fachzeitschriften der Welt, stuft die Gefahr von Thrombosen bei Hormoneinnahme als gering ein und hebt ihren Nutzen bei Osteoporose und bei Herzkrankheiten hervor, wobei in Kauf genommen wird, dass eventuell eine leicht erhöhte Gefahr von Brustkrebs vorliegt. Diese Interpretation ist unglaublich zynisch. *Haben wir schlussendlich nur die Wahl zwischen Osteoporose und Brustkrebs?*

Wir sind der Meinung: Hormone sind ein Medikament, das bei starken Störungen in den Wechseljahren mit Vorsicht einzusetzen ist. Zu diesen Störungen kann auch Osteoporose gehören. Die Östrogene stoppen, solange sie eingenommen werden, ein Fortschreiten des Knochenabbaus, denn die Osteoklasten haben nachweisbar Rezeptoren für Östrogene. Es ist dies aber wieder eine reine Symptomtherapie. Viel interessanter und eine ursächliche Behandlung ist die Verhinderung der Faktoren, die dazu führen, dass dem Körper ununterbrochen grosse Mengen Calcium verloren gehen (siehe Seite 43f.): also die Umstellung der Ernährung, mehr Bewegung usw.

Schliesslich gibt es auch hier keine zuverlässige und absolut gültige Antwort. Jede Frau muss selber entscheiden, ob sie Hormone nehmen will oder nicht. Die vermeintliche Sicherheit der Gynäkologen in Bezug auf die Hormone steht auf wackligen Füssen, und doch sind sie im Fall einer manifesten Osteoporose *eine Massnahme unter vielen!*

Gesichert und risikolos ist die Einnahme von Vitamin D_3 zusammen mit Calcium. (Siehe «Die Behandlungsmöglichkeiten bei Osteoporose», Seite 47ff.)

Natürliche Hormone

Über 300 verschiedene Pflanzen enthalten östrogenähnliche Substanzen. Obwohl dies schwach dosierte Östrogene sind, können – regelmässig gegessen – Lebensmittel, die diese Östrogene enthalten, trotzdem Wirkung zeigen.

So enthält z.B. Alfalfa ein pflanzliches Östrogen, Coumestrol, das sogar bei Tieren Unfruchtbarkeit bewirken kann, wenn diese das Gras in grossen Mengen essen. Von allen pflanzlichen Östrogenen ist Coumestrol das wirksamste, obwohl es immer noch 200mal schwächer ist als menschliches Östrogen. Roter Klee enthält ebenfalls Coumestrol; er kann in Form von Kräutertee eingenommen werden. Sojabohnen, Sojabohnensprossen und Leinsamen sind ebenfalls ausgezeichnete Quellen von natürlichem Östrogen. Überdies bewirkt Sojaeiweiss im Gegensatz zum tierischen Eiweiss keinen erhöhten Calciumverlust über den Urin.

Natürliche Pflanzenöstrogene liefern eine nützliche Form von Östrogen vor allem für Frauen, die eine Hormontherapie aus verschiedenen Gründen nicht ertragen oder nicht durchführen wollen. Da diese pflanzlichen Östrogene sehr niedrig dosiert sind, sind sie auch sicher und produzieren keine Nebeneffekte, wie sie bei Hormontherapien oft auftreten. Am besten wäre es, täglich ca. 2 Tassen von folgenden östrogenhaltigen Lebensmitteln zu essen:

Lebensmittel, die natürliches Östrogen enthalten

Getreide: Weizen, Gerste, Hafer, Roggen, Mais

Gemüse, Kräuter, Hülsenfrüchte: Kohl, Karotten, Gurken, Fenchel, grüne Bohnen, Knoblauch, Erbsen, Kartoffeln, Kürbis, Yams, Alfalfa, Kichererbsen, Rote Bohnen, Schwarze Augenbohnen, Sojabohnen, Sojabohnensprossen, Oliven, Petersilie, Salbei, (Roter) Klee

Früchte: Äpfel, Kirschen, Papaya, Pflaumen, Rhabarber

Samen und Kerne: Anis, Leinsamen, Sesamsamen, Sonnenblumenkerne

Diverses: Tofu, Bäckerhefe, Maiskeimöl, Olivenöl, Lakritze

Diese Lebensmittel enthalten nicht nur Östrogen, sondern auch viel Vitamine, Mineralstoffe, Aminosäuren und essentielle Fettsäuren.

Die ausführlichste und gründlichste Information über Hormone, ihre Wirkungsweise und ihren medizinischen Einsatz bietet das ausgezeichnete Buch von Dr. med. Susan Love: «Das Hormonbuch – was Frauen wissen sollten», Krüger Verlag 1997.

In Kürze: Zu den Hormonen

Bezüglich des Nutzens der Hormoneinnahme gegen Osteoporose ist die Fachwelt gespalten und viele Frauen sind verunsichert.

Hormone sind die Feinregulatoren unseres Stoffwechsels. Ihre Einnahme verändert den Stoffwechsel nachweisbar und kann unangenehme Folgen haben: z.B. Thrombosebildung, Störung der Fettsynthese und der Thyroxinbildung, Bildung von Knötchen in der Gebärmutter, Brustdrüsenentzündungen und -zystenbildung, erhöhtes Risiko von Gallen- und Nierensteinen, Erhöhung der Gefahr von Brustkrebs.

Nachweisbar hemmen Östrogene den Abbau von Knochengewebe, müssen aber dazu lebenslänglich eingenommen werden.

Die Vor- und Nachteile der Einnahme von Hormonen ist individuell sehr verschieden und in jedem einzelnen Fall neu abzuwägen. Jedenfalls ist die Einnahme von Hormonen bei Osteoporose nur eine Massnahme unter vielen. Im Zweifelsfall sind besser die natürlichen pflanzlichen Hormone zu verwenden.

Wie beuge ich der Osteoporose vor

Man ist sich generell darüber einig, dass der beste Schutz gegen brüchige Knochen im Alter das Bilden der innerhalb des genetischen Programms grösstmöglichen Knochenmasse während der Wachstumsphase ist. Deshalb: Osteoporosevorbeugung beginnt bereits in der Jugend! Und dies ist weniger schwierig, als es auf den ersten Blick erscheinen mag. Denn für die Osteoporose-Prophylaxe benötigt man keine spezielle Diät. *Alles was für den Aufbau und den Erhalt gesunder Knochen wichtig ist, tut auch dem übrigen Körper gut.*

Zu einer optimalen gesunden Ernährungs- und Lebensweise gehören: vorwiegend Vollwertnahrung, möglichst wenig Industrienahrung, möglichst viel Bewegung an der frischen Luft, moderat Sport treiben, genügend Schlaf und Entspannung, wenig Stress, glückliche persönliche Beziehungen und ein Gefühl des Eingebettetseins in die Schöpfung.

Da nur sehr wenige Menschen alle diese Bedingungen in ihrer Lebensführung erfüllen, ist die Prognose für den Gesundheitszustand der kommenden Generationen nicht sehr gut.

Denn die Realität sieht anders aus. Viele Mütter klagen über die Essensvorlieben der Kinder (und manchmal auch der Ehemänner): Sie wollen kein Gemüse essen, höchstens etwas Salat, sie haben am liebsten weisse Teigwaren, weissen Reis, weisses Brot, Pommes frites, viel Süssigkeiten, Coca-Cola; Fischstäbchen und Hamburger sind ihre Lieblingsmenüs – nur gesunde Ernährung ist nicht gefragt. Am liebsten sitzen sie vor dem Fernseher, sind abends kaum ins Bett zu bringen, am Morgen stehen sie mürrisch auf und gehen ohne Frühstück in die Schule …

Laut den neusten Erhebungen sind fast 50 Prozent der jungen Mädchen aus modischen oder anderen Gründen untergewichtig. Die in ihrer Jugend erreichte, durch die Untergewichtigkeit reduzierte Knochendichte wird in den späteren Jahren nicht mehr korrigierbar sein – von den anderen dadurch verursachten Stoffwechselschäden ganz zu schweigen. Als Ernährungs- und Vitalstoffberaterin habe ich viele dieser Mädchen in der Therapie. Abgesehen von der mangelnden Knochendichte, die ich natürlich nicht messe, sind ihre häufigsten Symptome: Ausbleiben der Periode, Depressionen, unreine Haut, starker Haarausfall, Müdigkeit bis zu Apathie und als Endresultat Unverträglichkeit der meisten Lebensmittel. Es dauert Jahre, bis sie wieder ein vernünftiges Essverhalten erreichen und ihr Stoffwechsel wieder einigermassen gesund reagiert.

Die Burschen kommen dabei besser weg, obwohl auch bei ihnen Essstörungen immer häufiger werden. Mangelerscheinungen entstehen bei ihnen oft dadurch, dass die Einnahme von Vitalstoffen im Vergleich zum tatsächlichen Bedarf zu gering ist, besonders wenn sie intensiv Sport treiben. Statistiken zeigen aber auch hier, dass die Anzahl der Männer mit zu geringer Spermienzahl immer grösser wird …

Angesichts dieser Tatsachen ist es unverständlich, dass die verantwortlichen Gesundheitsbehörden diesen Umständen nicht Rechnung tragen und mehr Geld in die Gesundheitserziehung unserer Jugend stecken.

Um so wichtiger ist, selbst das Heft in die Hand zu nehmen. Doch, was können wir tun, um sinnvoll einer Osteoporose vorzubeugen?

Ernährung

Halten Sie sich unbedingt an eine mehrheitlich *vollwertige Ernährung aus Frischprodukten.* Ich sage mit Absicht «mehrheitlich», denn Sturheit ist nicht gefragt, sondern Vernunft. Jeder Mensch schlägt – entgegen aller Vernunft – gelegentlich einmal beim Essen über die Stränge. Also:

- möglichst oft Vollkornprodukte in Form von Brot, Birchermüesli, Vollreis (am Wochenende aber liegen auch Zopf oder Croissants drin!)
- höchstens eine Eiweissmahlzeit in Form von Fleisch, Fisch, Eiern oder Käse pro Tag
- möglichst zu jeder Mahlzeit (ausser dem Frühstück natürlich) viel Gemüse in Form von Salat oder als gekochtes Gemüse
- möglichst wenig in Restaurants essen: die dort angewendeten Kochtechniken haben nicht zum Ziel, Ihnen viel Vitamine und Mineralstoffe zu liefern. Wenn Sie es trotzdem nicht umgehen können, oft auswärts zu essen, dann decken Sie diese Mängel durch eine tägliche Vitamin- und Mineralstofftablette.
- wenig Kaffee, wenig Süssgetränke, lieber Mineralwasser und Tees
- Wenn Sie genügend Vollkornprodukte essen, werden Sie aller Voraussicht nach auch nicht von übermässigen Gelüsten nach Süssem geplagt werden, falls doch, wissen Sie jetzt die Lösung: mehr Vollkornprodukte essen! Sie stabilisieren den Blutzuckerspiegel und verhindern Anfälle von Heisshunger auf Süssigkeiten. Weichen Sie nicht auf künstliche Süsstoffe aus. Besonders sorbitol- und mannitolhaltige Süssigkeiten hemmen die Calciumresorption.

Alternative Medizin

Versuchen Sie über *Homöopathie, Kräuterheilkunde* und andere naturheilkundliche Massnahmen eventuellen Krankheiten vorzubeugen oder diese zu behandeln. So können Sie die Einnahme von Medikamenten (Cortison, Antibiotika usw.), die nachweislich schädlich für den Knochenstoffwechsel sind, vermindern und vermeiden.

Übersäuerung vorbeugen

Denken Sie an den *Säure-Basen-Haushalt.* Er ist die Basis für einen gut funktionierenden Stoffwechsel. Wenn Sie allerdings auf eine entsprechende Ernährung achten, sollten Sie damit keine Probleme haben.

Bewegung

Bewegung gehört ebenfalls zu einem gut funktionierenden Stoffwechsel und ist besonders wichtig für die Lymphtätigkeit. Die Lymphe spielt in unserem Stoffwechsel eine oft übersehene, aber deswegen nicht weniger wichtige Rolle. Sie sorgt nämlich für den Abtransport der im Stoffwechsel entstandenen sogenannten Schlackenstoffe. Da der Lymphfluss nicht durch eine eigene «Pumpe», sondern allein durch Muskelkontraktionen in Gang gehalten wird, ist Bewegung der wichtigste Motor für eine gesunde Lymphtätigkeit. Und zwar sind es eher die sanften und nicht abrupte Bewegungen, die besonders hilfreich sind, also gehen, Rad fahren, schwimmen.

Seelisches Wohlbefinden

Und zum Schluss noch das Wichtigste: Lesen Sie das Vorwort von Dr. Dahlke noch einmal durch: *Unsere Seele spricht zwar leise und wird von uns oft überhört. Aber sie hat eine unglaublich grosse Wirkung auf unseren Gesundheitszustand – auch bei Osteoporose!*

In Kürze: Was ist die beste Osteoporose-Prophylaxe

Die beste Prophylaxe ist der Aufbau der grösstmöglichen Knochenmasse in der Jugend und die Erhaltung einer ausgeglichenen Calciumbilanz über den Rest des Lebens. Dies wird erreicht durch:

- Einnahme von genügend Calcium
- vollwertige Ernährung ohne Fertigprodukte und damit Sicherung des Bedarfs an Vitaminen und Mineralstoffen, nicht zu viel und nicht zu wenig Eiweiss, wenig phosphorhaltige Lebensmittel
- ausgeglichener Säure-Basen-Haushalt durch das Essen von viel Gemüse
- möglichst wenig Medikamente einnehmen
- genügend Bewegung!

Testen Sie Ihr Osteoporose-Risiko

Viele Ernährungs- und Verhaltensweisen können eine Osteoporose begünstigen. Einige davon finden Sie im Folgenden in Form eines Fragebogens aufgelistet:

Fragen

	Ja	**Nein**
Haben Sie Mühe sich zu entspannen, können Sie schlecht abschalten?	❑	❑
Haben Sie oft Beinkrämpfe in der Nacht oder während körperlicher Betätigung?	❑	❑
Haben oder hatten Sie während der Periode oft Bauchkrämpfe?	❑	❑
Leiden Sie unter einer Sonnenallergie?	❑	❑
Essen Sie selten Milchprodukte?	❑	❑
Trinken Sie regelmässig Cola-Getränke oder Alkohol?	❑	❑
Trinken Sie regelmässig mehr als 3 Tassen Kaffee täglich?	❑	❑
Rauchen Sie?	❑	❑
Essen Sie täglich Fleisch, Wurst oder Fisch?	❑	❑
Sind Sie Diabetiker/in?	❑	❑
Leiden Sie unter Allergien allgemein?	❑	❑

	Ja	**Nein**
Nehmen Sie regelmässig Abführmittel?	❑	❑
Haben Sie eine Pilzerkrankung im Darm oder leiden Sie unter einer anderen Darmerkrankung mit Durchfall?	❑	❑
Nehmen Sie regelmässig Antibiotika, Cortisonpräparate, Schilddrüsenhormone oder Magenmittel?	❑	❑
Haben Sie vorwiegend eine sitzende Betätigung und betreiben auch keinen Sport?	❑	❑
Essen Sie oft auswärts und achten auch sonst wenig auf eine gesunde Ernährung mit viel Gemüse?	❑	❑
Haben Sie schon viele Abmagerungskuren gemacht?	❑	❑

Wenn Sie die Mehrzahl dieser Fragen mit ja beantworten, sind Sie mit grösster Wahrscheinlichkeit osteoporosegefährdet und sollten das Kapitel Prophylaxe besonders sorgfältig beachten!

Die verschiedenen Behandlungsmöglichkeiten bei Osteoporose

Osteoporose kann mit verschiedenen Mitteln behandelt werden. Es ist keinesfalls so, dass Hormonpillen, -pflaster oder -sprays und Calciumtabletten die einzigen Massnahmen sind. Sie sind wichtig und nützlich, aber wir können daneben noch viel dazu beitragen, dass die Knochensubstanz (neben dem natürlichen unvermeidbaren Verlust) möglichst erhalten bleibt.

Regulierung des Säure-Basen-Haushalts

Eine Übersäuerung durch eine säureüberschüssige Ernährung, durch Vitamin- und Mineralstoffmangel führt zu dauernden Calciumverlusten. (Siehe Seite 28ff.) Zu den sinnvollsten Massnahmen nicht nur bei der Prophylaxe, sondern auch bei der Behandlung einer Osteoporose gehört daher, den Säure-Basen-Haushalt in Ordnung zu bringen. Dazu gibt es zwei Wege:

1. *Basenüberschüssige Ernährung*, d.h. eine Ernährung, die bei allen Mahlzeiten viel Gemüse enthält, da das Gemüse unser Hauptlieferant für Basen ist (siehe die Rezepte in diesem Buch).

2. *Basenpulver* (Alkala N, Erbasit, Nimbasit, allsan Basen-Mineralsalz, Basa Vita usw.). Vorgehen: Abends vor dem Schlafengehen 1 TL Basenpulver (oder Tabletten nach Packungsanleitung) mit ca. 200 ml warmem Wasser einnehmen. Morgens den ph-Wert des ersten Morgenurins mit pH-Messstäbchen messen (der pH-Wert zeigt den Säuregrad an: 7 ist neutral, ein Wert darunter ist sauer, darüber basisch). Der pH-Wert sollte zwischen 6,5 und 7,0 liegen, dies bedeutet, dass der Körper genügend mit Basen gesättigt ist. Liegt er darunter, dann abends mehr Basenpulver einnehmen, eventuell zusätzlich 1 TL Natron oder 1–2 Natriumbikarbonat-Tabletten. Manchmal ist es auch nötig, vorübergehend zusätzlich morgens 1 TL Basenpulver einzunehmen, bis ein pH-Wert um 7,0 dauernd erreicht wird.

Ernährung

Wie wir in den Ausführungen zur Behinderung der Calciumaufnahme im Körper, Seite 26ff., gesehen haben, führen unsere üblichen westlichen Ernährungsgewohnheiten fast zwingend dazu, dass viel Calcium gar nicht erst aufgenommen wird. Nicht die Menge des eingenommenen Calciums ist entscheidend, sondern wieviel davon durch falsche Ernährungsgewohnheiten verloren geht. Diese Verluste lassen sich durch eine bewusstere Ernährung vermeiden. Natürlich ist es wichtig, viel Calcium über die Ernährung aufzunehmen. Daher:

- Essen Sie möglichst viel Gemüse! Gemüse ist nicht nur für unseren Säure-Basen-Haushalt wichtig, sondern ist zugleich auch ein grosser allgemeiner Mineralstofflieferant.
- Essen Sie Milchprodukte, besonders solche der leicht verdaulichen Art, also gesäuerte Milch in Form von Joghurt, Sauermilch, Quark, Frischkäse. Hartkäse enthält zwar viel Calcium, aber auch viel Eiweiss und viel Salz!
- Essen Sie viel Nüsse (Mandeln und Sesam).

- Essen Sie nicht zu viel, aber auch nicht zu wenig Eiweiss. Am besten einmal täglich in Form von Fleisch oder Fisch oder Eiern oder Käse. Denken Sie daran: Vegetarier haben seltener Osteoporose!
- Essen Sie wenig phosphorhaltige Lebensmittel wie Wurst, Fleisch, Eier, Schmelzkäse, Colagetränke (siehe Seite 23f., 29).
- Trinken Sie nicht mehr als 2 Tassen Kaffee oder Kakaogetränke pro Tag.
- Essen Sie wenig oxalsäurehaltige Gemüse, wie z.B. Spinat, Krautstiele, Rhabarber.
- Essen Sie wegen seines Phytinsäuregehalts nicht zu viel Getreide in Form von Müsli. Frischkornmüsli sind zwar wunderbare Vitamin- und Mineralstofflieferanten, aber einmal pro Tag genügt! Essen Sie keine Kleie oder nur ausnahmsweise oder nur kurzfristig, z.B. auf Reisen.
- Gehen Sie vernünftig mit Salz um. Am meisten Salz ist in Würsten und Käse versteckt! Reduzieren Sie den Konsum dieser beiden Produkte, dann muss das übrige Essen nicht fad sein!
- Trinken Sie Alkohol mit Mass – nicht mehr als 1–2 Gläser pro Tag!
- Reduzieren Sie den Fettkonsum, aber nicht indem Sie kalorienreduzierte Light-Produkte kaufen! Diese sind voller Zusatzstoffe. Auch die kalorienreduzierten Margarinen enthalten meist Transfettsäuren, die für unseren Stoffwechsel nachweisbar schädlich sind. Am meisten Fett ist in Würsten, in Käse und in Kuchen und Backwaren enthalten, allem voran in Blätterteig.
- Vermeiden Sie beim Zubereiten der Mahlzeiten möglichst das Braten als Kochmethode. Am gesündesten ist das Kochen über Dampf mit nachträglichem Hinzufügen von unerhitzter Butter oder kaltgepresstem Pflanzenöl.

Einnahme von Medikamenten

Eine Behandlung der Osteoporose zielt darauf ab, die Knochendichte zu erhöhen oder eventuell zu erhalten.

Dabei wollen wir uns nochmals in Erinnerung rufen: Knochen wird gebildet durch den Einbau von Mineralstoffen, allen voran Calcium, in die Knochenbälkchen. Dieser Einbau von Calcium in den Knochen ist von verschiedenen Faktoren abhängig, nämlich all jenen Nährstoffen, die der Knochenstoffwechsel benötigt.

Eine alleinige Gabe von Calcium oder Vitamin D_3 für den Knochenaufbau ist ohne die Grundversorgung an jenen Vitaminen, die für den Knochenstoffwechsel benötigt werden, zum vornherein falsch!

So haben Studien gezeigt, dass bei Verabreichung von Fluoriden, die nachweislich die Knochendichte fördern, gleichzeitig auch die Knochenbrüchigkeit zunahm. Hier wurde wahrscheinlich übersehen, dass als Basis die Bildung der Knochenbälkchen, in die das Calcium erst eingebaut werden kann, nötig ist, und dazu braucht es wiederum die die Kollagenbildung fördernden Vitamine, allen voran Vitamin C. Vitamin C wiederum ist bei vielen älteren Personen ein Mangelvitamin. Bei alleiniger Hormoneinnahme entsteht ein Mangel an Vitamin B_6, welches wiederum für die Kollagenfibrillen benötigt würde. Man sieht: Die Kenntnis der Zusammenhänge ist enorm wichtig, damit man bei der Therapie den vollen Erfolg erzielen kann.

Nachfolgend eine Liste von Präparaten, die bei der Osteoporosebehandlung eingesetzt werden können. Sie erhebt keinen Anspruch auf Vollständigkeit.

Vitamine

Vitaminpräparate sollten nur vom Arzt oder von ausgebildeten Vitalstofftherapeuten verschrieben werden.

Multivitamin- und Mineralstoffpräparate enthalten alle für den täglichen Bedarf notwendigen Vitamine und Mineralstoffe.

Speziell zur Prophylaxe und Behandlung von Osteoporose:

Calcium-Sandoz Formule +	Calcium, Magnesium, Kalium, Zink, Mangan, Vitamin D_3 und K
Burgerstein Kalzium plus	Vitamin B_6, Folsäure, Vitamine C, D_3, K, Calcium, Magnesium, Zink, Mangan, Kupfer
Orthoosteo (D)	Vitamine B_6, C, K, D_3, Calcium, Mangan, Zink, Kupfer, Fluorid

Vitamin D_3 zur Bildung von Calcitriol (D-Hormon) zur Aufnahme von Calcium aus dem Darm	Vi-De3 Vitamin D_3 Streuli
Vitamin E zur Umwandlung des aufgenommenen Vitamins D_3 in die aktive Form des Calcitriols. Es hemmt ausserdem die Entstehung von Sauerstoffradikalen, die direkt die Osteoklasten angreifen und zu Knochenabbau führen.	Vitamin E Burgerstein Allsan Vitamin E Ephynal Vitamin E Gisand
Vitamin C ist essentiell für die Kollagenbildung. Durch Vitamin C werden vor allem Gewicht und Belastbarkeit der Knochen signifikant erhöht.	Allsan C Vitamin C Burgerstein Vitamin C Komplex Burgerstein Redoxon Vitamin C Gisand Vitamin C Streuli Ascorbinsäure-Pulver
Vitamin B_6 steuert die Vernetzung der Kollagenfibrillen. Bei Einnahme von Östrogen ist der Bedarf an Vitamin B_6 erhöht!	Vitamin B_6 Burgerstein Vitamin B_6 Streuli Benadon
Vitamin K verbessert die Calciumbindung.	Konakion
Biotin ist zusammen mit **mehrfach ungesättigten Fettsäuren** (Fischöl und Nachtkerzenöl) für die Knochenneubildung nötig.	Biotin Mepha

Mangan, Zink, Kupfer ist in Multivitaminpräparaten enthalten	z.B. Materna (= phosphatfreies Multivitaminpräparat) Multivitamin-Mineral CELA Burgerstein Allsan Multivitamin- und Mineralstoff-Dragées

Mineralstoffe

Folgende Präparate sind frei im Verkauf und sowohl in Apotheken wie in den meisten Drogerien erhältlich*:

Calcium	Calcium f 500 mg Calcium ff 1000 mg Kalziumaspartat Burgerstein
Calcium + Vitamin C	Kalziumacorbat Burgerstein Allsan C (Ca-Ascorbat) Ca-C 1000 Sandoz Callimon
Calcium + Vitamin D_2	Calcivit Decalcit
Vitamin C, D_3, B_6, und Calcium	Cal-C-Vita
Calcium + Magnesium	Dolomit Burgerstein
Homöopatische Calciumpräparate	Urticalcin Dr. Vogel Schüsslersalze: Calcium fluoratum D_6

* In Deutschland wurde speziell zur Prophylaxe und Behandlung von Osteoporose das Produkt *Orthoosteo* (Firma Ortica) entwickelt. Es deckt die Vitamine B_6, C, K, D, Calcium, Mangan, Zink, Kupfer und Fluoride ab.

Hormone

Hormone dürfen nur vom Arzt verschrieben werden.

Calcitonin (Vitamin-D-Hormon) erhöht die Calciumresorption aus dem Darm.	Miacalcic Cibacalcin

Andere Medikamente

Fluoride werden seit mehr als 30 Jahren zur Knochenverdichtung eingesetzt. Sie sollten aber nicht als einzige Massnahme gegeben werden.	Fluo-calc
Ossein-Hydroxyapatit-Complex Ossopan enthält organische und mineralische Stoffe in gleicher Zusammensetzung wie im Knochengewebe. Es wird aus Knochengewebe von Kälbern gewonnen. Laut Arzneimittel-Kompendium wirkt es regulierend auf den Knochenstoffwechsel, fördert den Aufbau und die Mineralisierung des Skeletts und bremst den Knochenabbau.	Ossopan
Biphosphonate (Diphosphonate) sind Regulatoren des Knochenumsatzes und führen zu einer Zunahme der Knochenmineraldichte.	Alendronat Fosamax Actonel
Haifischknorpelpulver (Cartilade) wirkt nicht nur entzündungshemmend, z.B. bei rheumatischen Erkrankungen, sondern wird neuerdings auch für den Aufbau von Knochen angewendet.	

Bewegung

Sowohl Bewegung wie Belastung des Knochens ist notwendig, damit das Calcium in den Knochen eingebaut werden kann und die Gelenke gut durchblutet sind.

- Jeden Tag eine Stunde laufen.
- Turnübungen mit Gewichten.
- Werden Sie Mitglied in einem Turnverein oder in einem Fitnessclub.
- Die Rheumaliga bietet verschiedene Kurse an, die auch bei der Osteoporosevorbeugung und -behandlung hilfreich sind. Weitere Informationen über die Schweizerische Rheumaliga, Telefon 01/4825600 oder Fax 01/48264 39. Für Deutschland wende man sich an die Deutsche Rheumaliga in Bonn, Telefon 0228/ 957500.

Abmagerungskuren sind für die Knochen schädlich

Falls Sie dennoch eine machen, vergessen Sie nicht, dabei täglich eine Multivitamin- und Mineralstofftablette einzunehmen, damit der Körper alle benötigten Vitalstoffe erhält.

Weitere Massnahmen

- Meiden Sie Antacida-Präparate (magensäurehemmende Medikamente); Basenpulver tut den gleichen Dienst!
- Rauchen erhöht nachweisbar das Osteoporoserisiko. Auch hier Mass halten, falls es nicht ganz ohne geht!
- Vermeiden Sie möglichst cortisonhaltige Medikamente. Bei den meisten Krankheiten, bei denen Cortison gegeben wird, z.B. bei rheumatischen Erkrankungen oder Allergien, kann über naturheilkundliche Massnahmen die Verabreichung von Cortison vermieden oder doch reduziert werden. (Siehe unsere Bücher «Trennkost bei Rheuma» und «Das Allergie-Kochbuch», wo solche natürlichen Behandlungsmethoden beschrieben werden.)
- Nehmen Sie keine Abführmittel, sie hemmen nachweislich die Resorption von Nährstoffen, darunter natürlich auch des Calciums. Essen Sie mehr Vollkornprodukte und Gemüse, sie regeln den Stuhlgang auf natürliche Weise.
- Nehmen Sie möglichst selten und nur im Notfall Antibiotika. Sie zerstören nicht nur die natürliche Darmflora, sondern hemmen auch nachweislich die Aufnahme von Calcium über den Darm. Eine hohe Vitamin-C-Einnahme wirkt bei den meisten Erkrankungen, bei denen normalerweise Antibiotika gegeben werden, sowohl als Vorbeugung wie als Behandlung (z.B. bei Erkältungen, Grippe). Nachweisbar gegen Viren nützen Vitamin C und Echinacea. Bewährt hat sich stündlich im Wechsel: 500 mg Vitamin C und 20 Tropfen Echinacea.

Sie sehen: Es stehen viele Möglichkeiten bereit. Alle zusammen ergeben eine optimale Behandlung von Osteoporose. Das Schlucken von Tabletten allein genügt nicht: Die Umstellung der Ernährung und mehr Bewegung sind mindestens ebenso wichtig.

Rezepte

Wir kochen gegen die Osteoporose

Die Ernährung spielt eine, wenn nicht die wichtigste Rolle in der Osteoporose-Prophylaxe und -Behandlung. Dabei genügt es, eine sinnvolle vollwertige Ernährung zu sich zu nehmen. Bei Menschen, die erblich belastet sind oder bereits unter Osteoporose leiden, empfiehlt es sich, möglichst alle Faktoren zu berücksichtigen, die eine Osteoporose bzw. ihr Fortschreiten verhindern können.

1. In erster Linie dem Körper genügend Calcium zuführen.

Das tun wir mit der Berücksichtigung besonders calciumhaltiger Lebensmittel. Wie die Liste auf Seite 23f. zeigt, sind dies in erster Linie Milchprodukte, aber auch Nüsse, insbesondere Sesam, und Gemüse.

2. All jene Faktoren möglichst gering halten, die die Calciumaufnahme im Körper behindern.

- Vitaminmängel werden vermieden durch eine möglichst vollwertige Ernährung aus Grundprodukten. Wenn Sie täglich auswärts essen müssen, ist es ratsam, regelmässig eine Multivitamin- und Mineralstofftablette (siehe Seite 49) einzunehmen.
- Übersäuerung – eine der Hauptursachen von Osteoporose – vermeidet man, indem man zweimal täglich Gemüse isst, sei es in Form von Salaten oder als gekochtes Gemüse. Sinnvoll ist: mittags Salat und abends gekochtes Gemüse. Am leichtesten verdaulich, besonders für ältere Menschen mit geschwächtem Verdauungsapparat, ist abends eine Suppenmahlzeit, aber natürlich nicht irgendeine, sondern eine selbstgemachte mit viel Gemüse darin.
- Weniger Eiweiss essen, d.h. Fleisch, Fisch, Eier, Käse höchstens einmal pro Tag, noch besser nur jeden zweiten Tag! Wir vermeiden dadurch nicht nur den durch das Eiweiss verursachten Calciumverlust im Darm, sondern vermindern gleichzeitig die Einnahme von stark säurebildenden und den am stärksten phosphorhaltigen Lebensmitteln.
- Den Konsum von koffeinhaltigen Lebensmitteln einschränken, keine Kleietabletten einnehmen, und höchstens ein Vollwert-Müsli pro Tag, um die Einnahme von Phytinsäure klein zu halten. Und mit dem Salz vernünftig umgehen!

Unsere Rezepte bieten dazu viele Anregungen. Eine grosse Zahl vorwiegend basischer Rezepte sind auch in unserem Buch «Trennkost bei Rheuma» zu finden. Und nun viel Freude und Genuss beim Nachkochen!

Die Rezepte
sind für 4 Personen berechnet.

Quiche Lorraine mit Broccoli

300 g Broccoliröschen
250 g Blätterteig (am besten Vollkornblätterteig aus dem Reformhaus)
150 g geräucherter Mozzarella, in kleine Würfelchen geschnitten
6 Eier
300 ml Sauerrahm (Crème fraîche)
Salz, Pfeffer, Muskatnuss
3 EL geriebener Greyerzer

◆ Die Broccoliröschen über Dampf weich kochen.

◆ Den Ofen auf 180 Grad vorheizen.
Ein rundes Kuchenblech etwas buttern, mit dem Blätterteig belegen und einstechen.

◆ Die Broccoliröschen darauf verteilen. Die Mozzarellawürfelchen darüberstreuen.

◆ Die Eier mit dem Sauerrahm gut verquirlen und mit Salz, Pfeffer und Muskatnuss würzen. Über den Broccoliröschen verteilen. Mit dem Greyerzer bestreuen und 40 Minuten im Ofen backen.

Tip: Der geräucherte Mozzarella ersetzt die Speckwürfelchen im Originalrezept. Man merkt kaum einen Unterschied! Aber selbstverständlich können Sie auch Speck- oder Schinkenwürfelchen verwenden, vorausgesetzt sie stammen von einem «glücklichen Schwein».

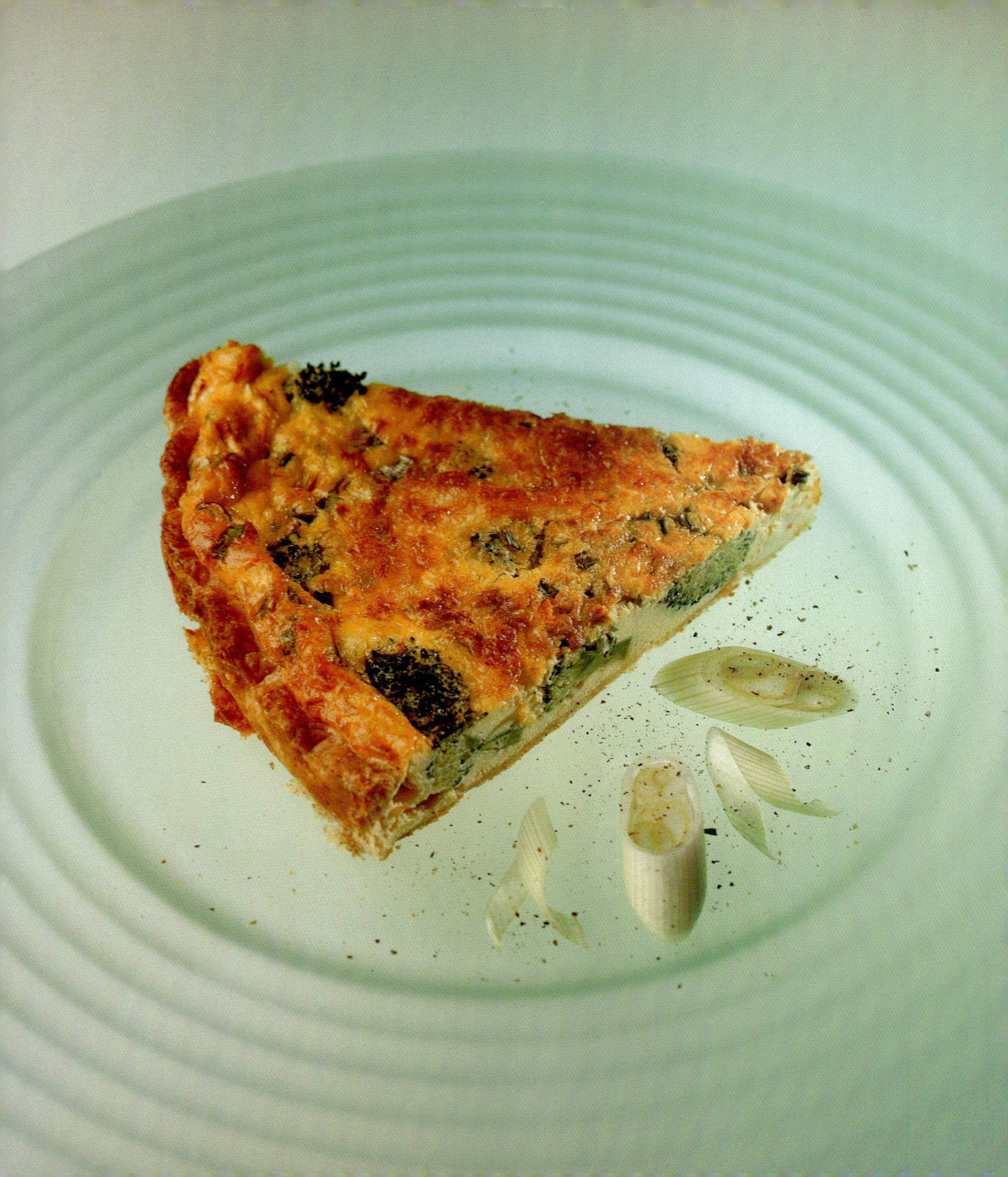

Pilzsalat mit Haselnüssen

Diverse Blattsalate

Sauce:
2 TL Sherry-Essig
3 EL Haselnussöl
1 EL Wasser
Salz, weisser Pfeffer

200 g verschiedene Pilze, z.B. Pleos, Eierschwämmchen (Pfifferlinge), Steinpilze, Champignons
1 EL Maiskeimöl
1 Knoblauchzehe
½ Bund Petersilie, gehackt

50 g grob gehackte Haselnüsse, in trockener Pfanne kurz geröstet

◆ Die Teller mit dem Blattsalat auslegen. Alle Zutaten zur Salatsauce verrühren.
◆ Die Pilze kurz unter fliessendem Wasser waschen und auf Küchenpapier gut abtropfen lassen.
◆ In einer grossen Bratpfanne das Öl stark erhitzen (ausnahmsweise!). Alle Pilze auf einmal hineingeben und bei sehr grosser Hitze unter ständigem Wenden 2 Minuten braten. Den Knoblauch dazupressen, die Petersilie beifügen, mit Salz und Pfeffer würzen und nochmals kurz wenden.
◆ Den Blattsalat mit der Salatsauce beträufeln. Die Pilze darüber verteilen und alles mit den gerösteten Haselnüssen bestreuen.

Wichtig: Hier muss das Öl ausnahmsweise sehr heiss sein, damit die Pilze keine Zeit haben, Wasser zu ziehen. Also ganz kurz und heftig braten!

Tip 1: Diese Pilze schmecken auch wunderbar zu einem mit Olivenöl und Aceto di Modena angemachten Salat.
Tip 2: Dieser Salat ist eine elegante Vorspeise zu einem Gästemenü!

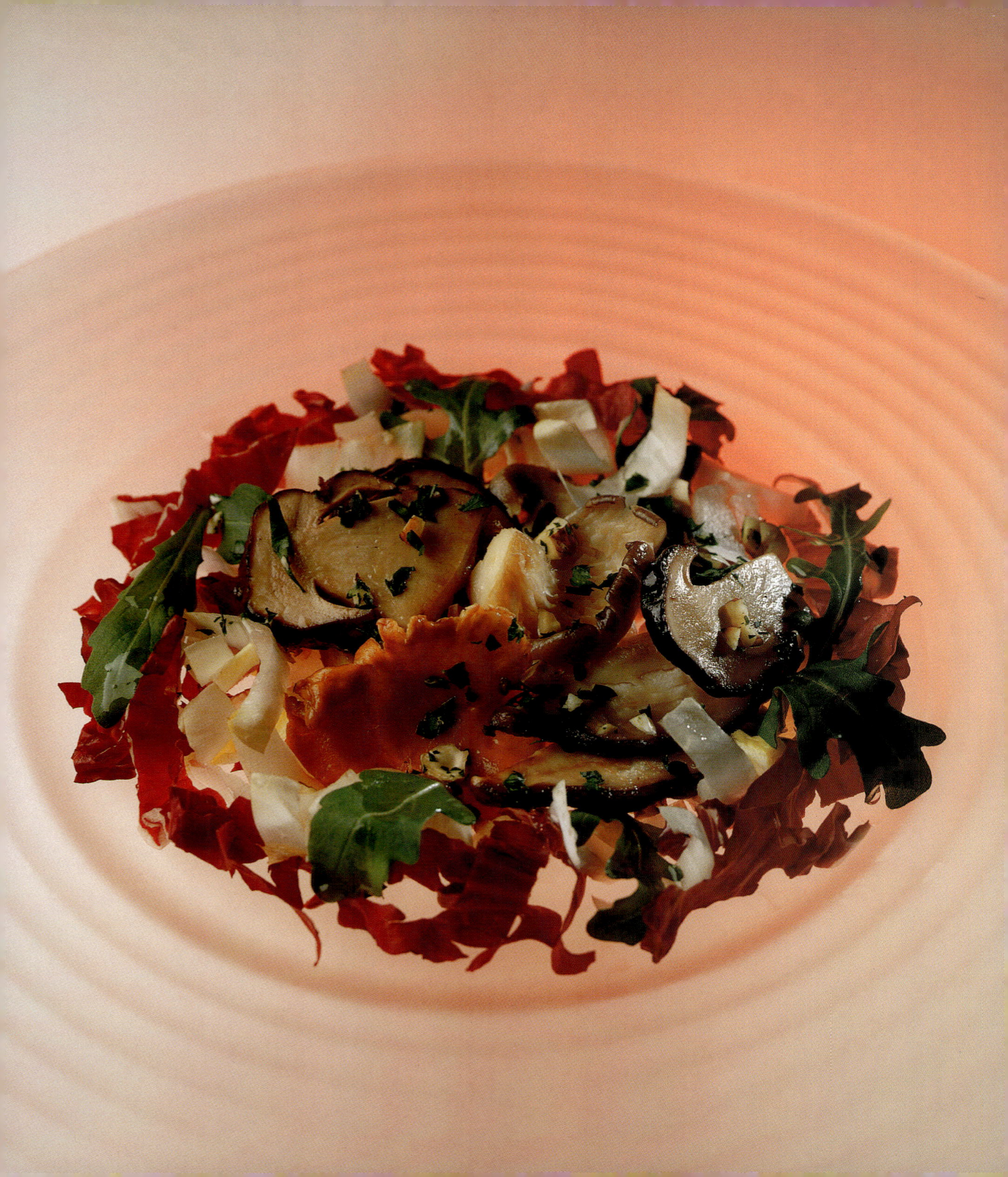

Kräuter-Pizza mit getrockneten Tomaten

Tapenade:
100 g schwarze Oliven, entsteint
¾ TL Thymianblätter, frisch
2 TL Kapern
1 EL Olivenöl
Salz

Pizzateig oder Blätterteig
3 Bund frische Kräuter, z.B. Petersilie, Basilikum, Thymian, fein gehackt
1 Bund Frühlingszwiebeln, mitsamt den Röhren fein gehackt
1 Knoblauchzehe, durchgepresst
ca. 15 kleine getrocknete Tomaten
100 g Greyerzer, gerieben
ca. 2 EL Olivenöl
2 EL Sesam, geschält

◆ Die Zutaten zur Tapenade im Mixer oder Cutter fein pürieren.
◆ Ein Blech mit Backpapier belegen und leicht einfetten. Den Ofen auf 180 Grad vorheizen.
◆ Den Teig mittelfein ausrollen und kleine Rondellen oder andere Formen ausstechen. Die Teigböden auf das Backpapier legen. Mit der Tapenade bestreichen.
◆ Die Kräuter mit den fein gehackten Frühlingszwiebeln und dem Knoblauch gut vermischen und auf den Teigrondellen verteilen. In die Mitte jeweils eine getrocknete Tomate legen. Mit Greyerzer bestreuen und mit Olivenöl beträufeln. Den Sesam darüberstreuen.
◆ Die Pizze im vorgeheizten Ofen 15–20 Minuten backen.

Tip 1: Statt Mini-Pizze kann man auch eine grosse Pizza backen.
Tip 2: Statt Greyerzer passt auch gut Feta.
Tip 3: Die Mini-Pizze können als rassiges Aperitif-Gebäck gereicht werden oder zusammen mit einer nahrhaften Suppe oder einem grossen Salatteller als Hauptmahlzeit.

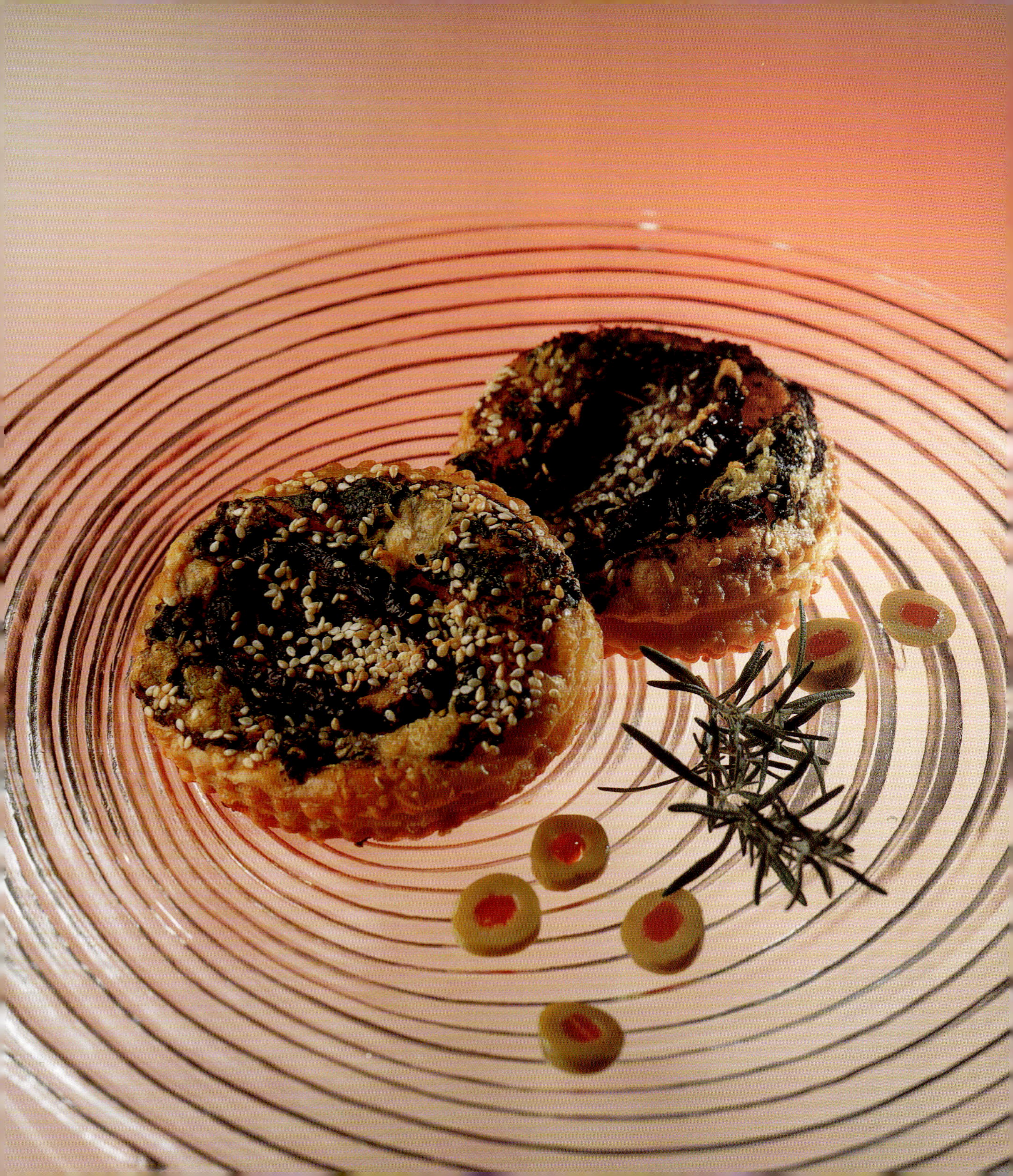

Kerbelmousse auf Radieschen

300 g Rahmquark oder Frischkäse
2 Bund Kerbel, sehr fein gehackt
Salz, Pfeffer

2 Bund Radieschen oder Blattsalat
etwas Sonnenblumenöl, Sherry-Essig
und Kräutersalz

◆ Den Rahmquark oder Frischkäse mit dem Kerbel vermischen und mit Salz und Pfeffer abschmecken.
◆ Kalt stellen.
◆ Die Radieschen in Scheiben schneiden und Salatteller damit auslegen. Sonnenblumenöl, Sherry-Essig und Kräutersalz vermischen und über die Radieschenscheiben träufeln.
◆ Mit dem Eisportionierlöffel Kugeln von der Kerbelmousse abstechen und auf den Radieschenscheiben anrichten. Mit Kerbelblättchen garnieren.

Tip 1: Selbstverständlich lässt sich die Mousse auch mit allen anderen Kräutern herstellen.
Tip 2: Statt Rahmquark oder Frischkäse kann man auch dieselbe Menge Tofu (natur) pürieren und mit etwas Sojarahm oder Sauerrahm verfeinern.
Tip 3: Unter den Rahmquark oder Frischkäse 100 g gerösteten Sesam mischen.

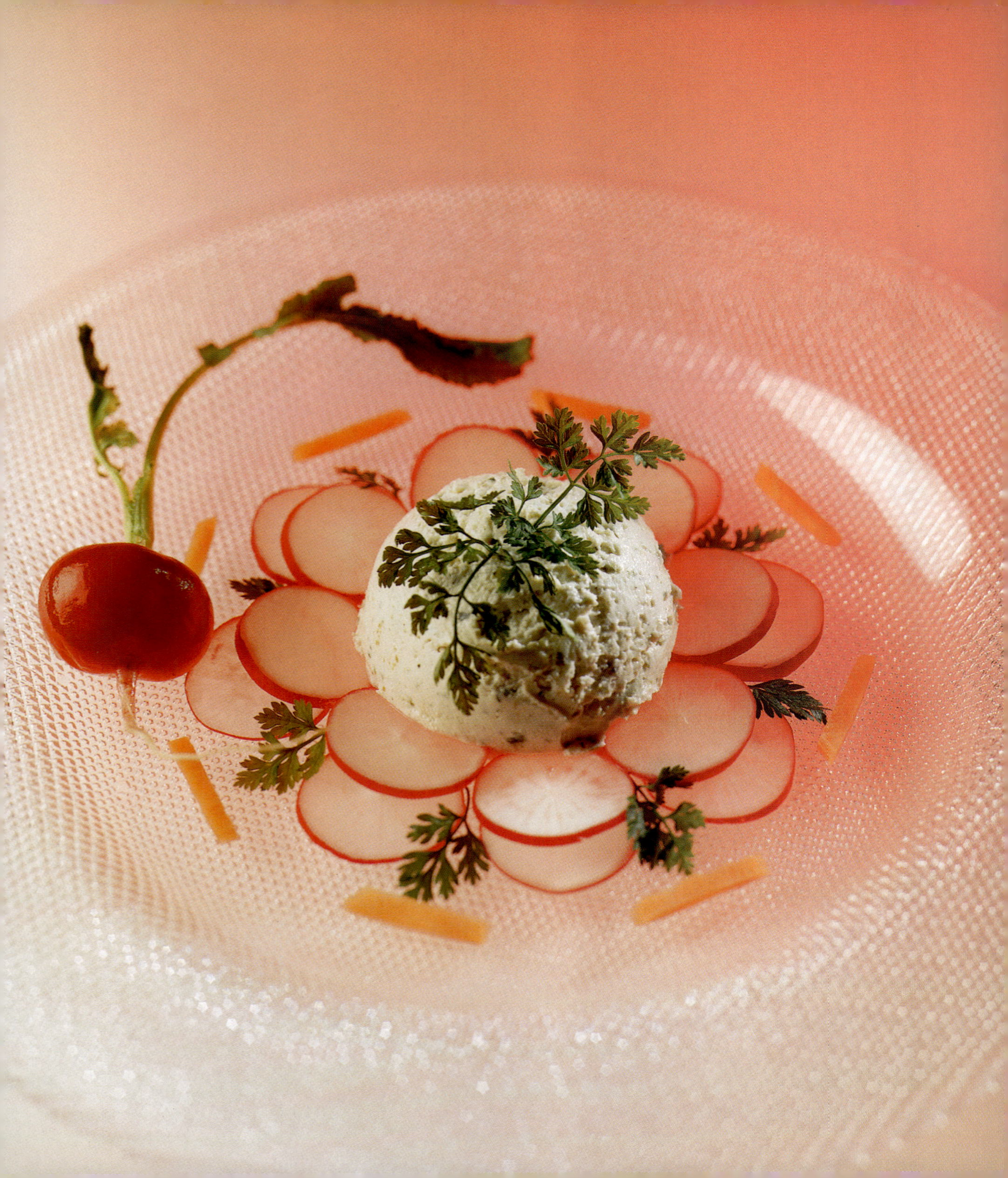

Gemüseflan mit Kräutern

300 g Karotten, geschält
300 g Knollensellerie, geschält
300 g Lauch, gewaschen
150 g Broccoli
5 Eier
¼ l Vollrahm
je 2 Bund Petersilie und Basilikum, fein gehackt (ein paar Kräuterzweiglein für die Garnitur beiseite legen)
Salz, Pfeffer, Muskatnuss

etwas Sauerrahm
evtl. Salatblätter als Garnitur

◆ Das Gemüse ganz klein würfeln und über Dampf weich kochen. Gut abtropfen lassen.
◆ Die Eier mit dem Rahm verklopfen, das Gemüse und die gehackten Kräuter beifügen und alles zusammen gut mit Salz, Pfeffer und Muskatnuss abschmecken.
◆ Den Backofen auf 180 Grad vorheizen.
◆ Eine Cakeform gut einölen oder buttern und die Gemüsemasse hineinfüllen. Die Cakeform in eine grössere, mit Wasser halb gefüllte Form stellen, mit Alufolie bedecken und die Gemüsemasse 60 Minuten im Ofen stocken lassen.
◆ Den Flan in der Form erkalten lassen. Stürzen und in Scheiben schneiden. Mit einem Klacks Sauerrahm, nach Belieben im Salatblatt, und mit Kräutern garniert servieren.

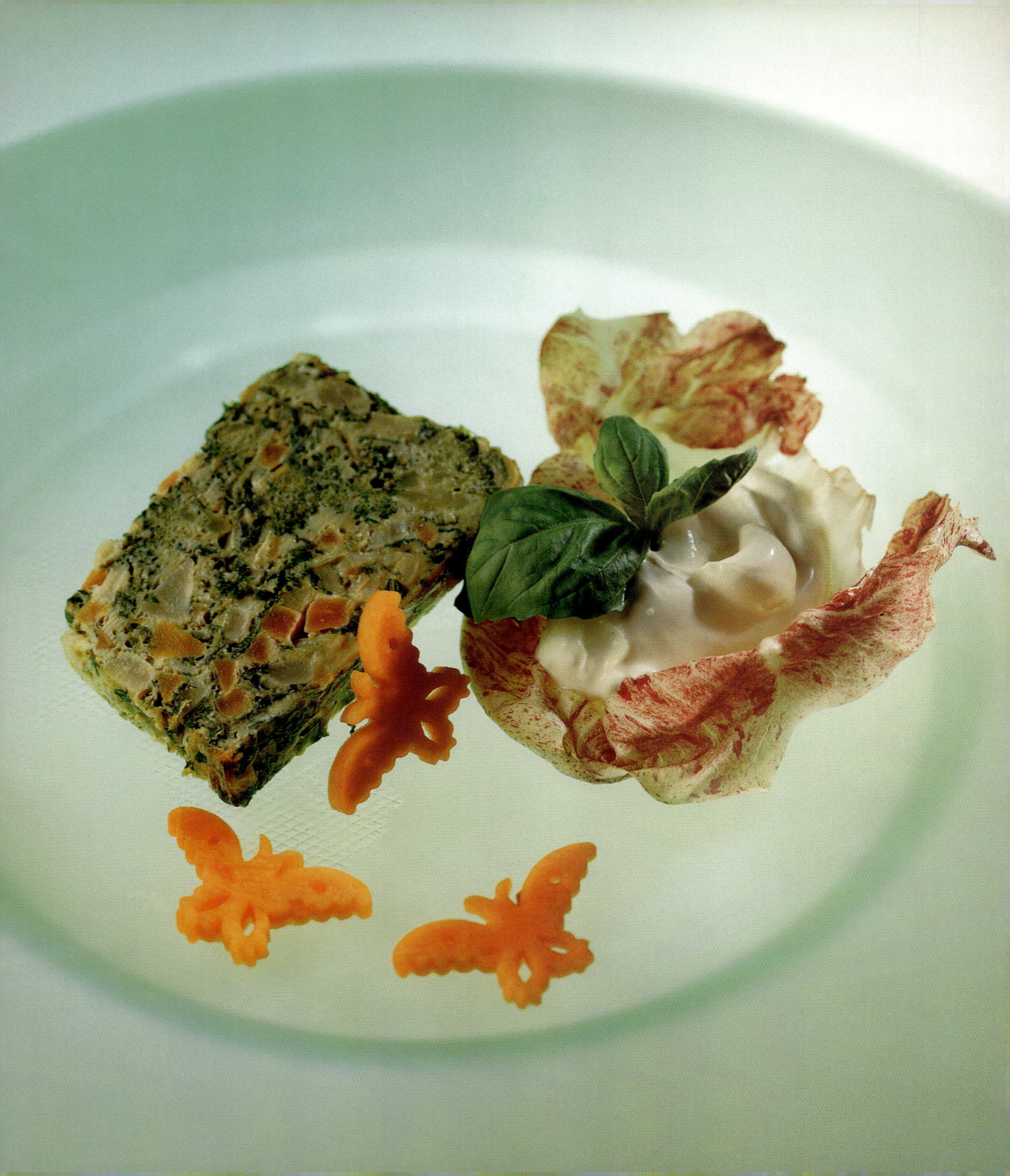

Marinierter Fenchel auf Nüsslisalat

Sauce:
100 ml heller Traubensaft
1 EL Weissweinessig
2 EL kalt gepresstes Olivenöl
2 EL Traubenkernöl
Salz, Pfeffer

500 g Fenchel, gewaschen, in feine Längsstreifen geschnitten
100 g Nüsslisalat (Feldsalat), gewaschen
250 g Trauben, weiss oder blau, die Beeren halbiert und entkernt
2 Orangen, geschält, in Scheiben geschnitten

◆ Alle Zutaten zur Salatsauce mischen und die Fenchelstreifen darin etwa 1 Stunde marinieren.
◆ Mit den übrigen Zutaten vermischen und hübsch anrichten.

Tip 1: Das Marinieren des Fenchels lohnt sich – es macht ihn zart und gibt ihm einen besonders feinen Geschmack!
Tip 2: Statt Fenchel können Sie natürlich jedes andere Gemüse roh marinieren und ebenso verwenden, zum Beispiel Kohlrabistreifen.

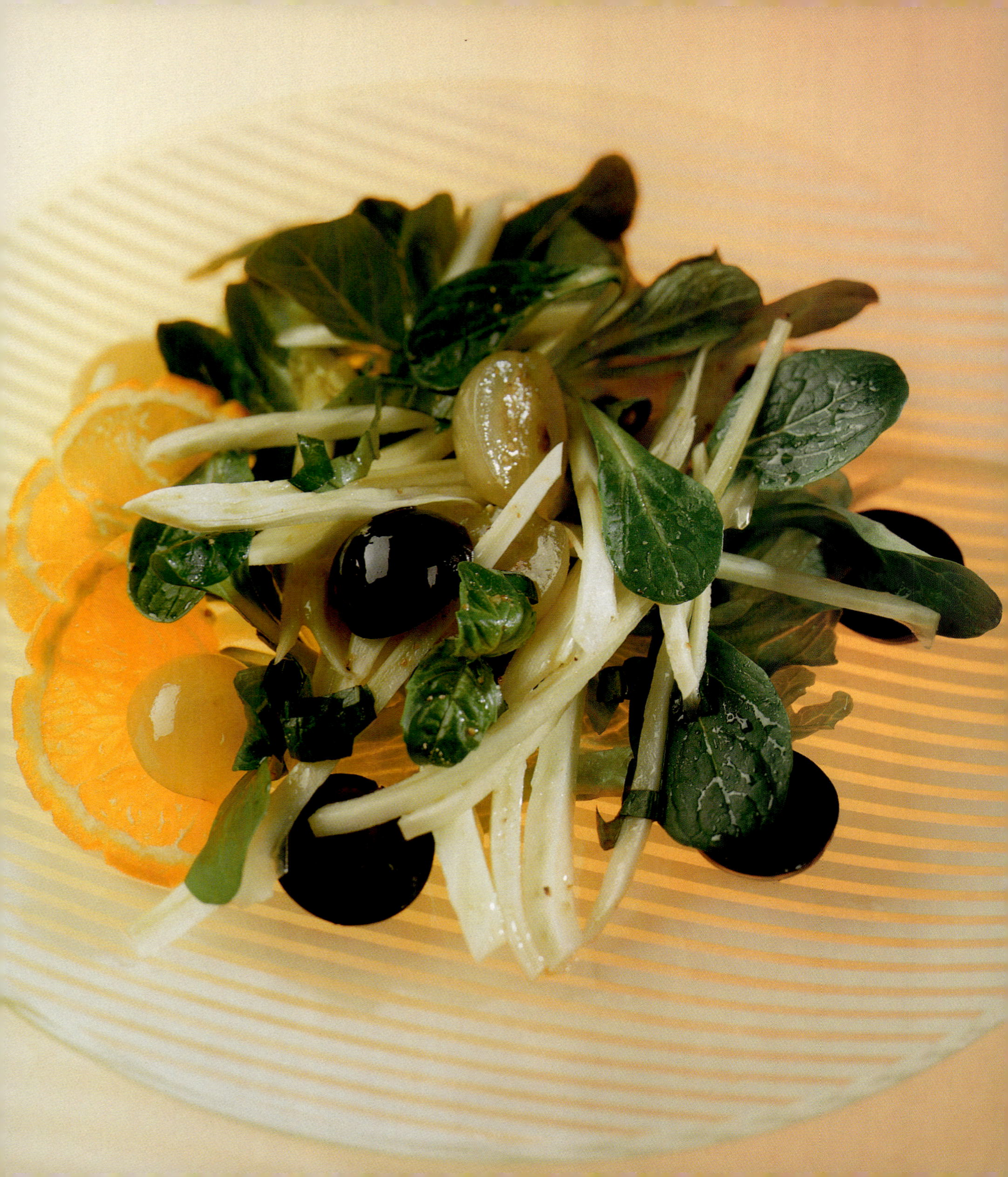

Grillierte Gemüse mit Schalotten-Crostini

1 kg verschiedene Gemüse, z.B. Fenchel, Zucchini, Auberginen, Peperoni (Paprikaschoten), roter Chicorée, Steinpilze, Tomaten
ca. 3 EL Olivenöl
Salz, Pfeffer

Crostini:
4 Scheiben Vollkornbrot, halbiert
6 EL kalt gepresstes Olivenöl
4 Schalotten, halbiert
1 EL Aceto di Modena
ein paar Thymianblättchen
2 EL Sesam, geschält

◆ Alle Gemüse in etwa 5 mm dünne Scheiben schneiden und mit Olivenöl bepinseln. In einer Grillpfanne (oder im Backofen unter dem Grill) auf beiden Seiten grillieren. Leicht salzen und pfeffern.

◆ Das Vollkornbrot toasten. Die Schalottenhälften im Olivenöl bei niedriger Hitze langsam sehr weich dünsten, dabei etwas zerpflücken. Den Aceto di Modena, Thymian und Sesam beifügen und kurz mitbraten. Über die Brotscheiben verteilen.

◆ Zusammen mit dem grillierten Gemüse anrichten.

Tip 1: Wer will, kann zusammen mit den Schalotten selbstverständlich auch Knoblauch mitbraten.

Tip 2: Diese Vorspeise schmeckt warm und kalt gleich gut!

Tip 3: Grillierte Gemüse sind auch eine wunderbare Beilage zu gekochten Kartoffeln (Gschwellti) – ein herrliches basisches Abendessen!

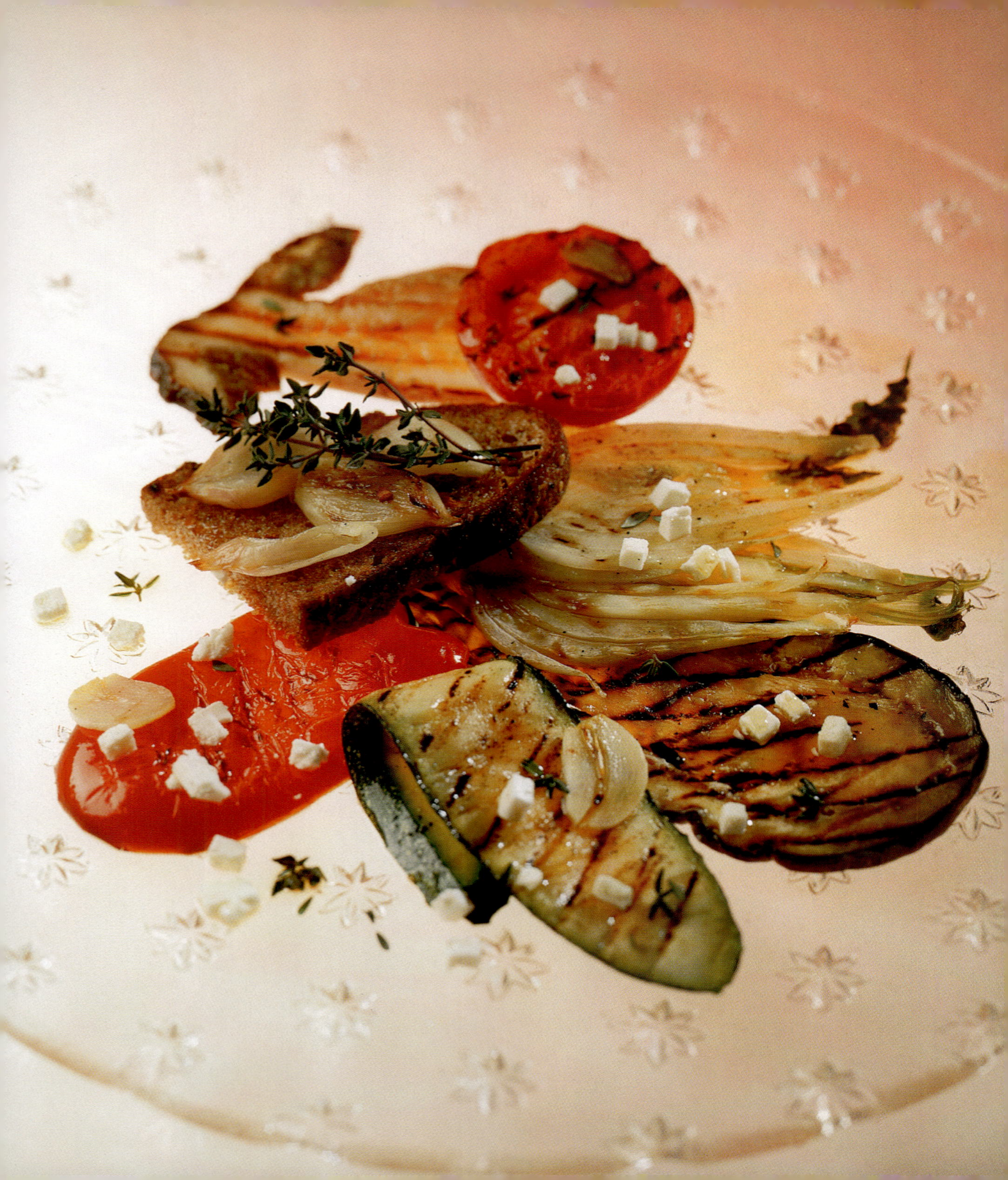

Gefüllter Kartoffel-Käse-Kuchen

800 g Kartoffeln, gebürstet
1 Bund Frühlingszwiebeln, das Weisse fein gehackt, die grünen Röhren in feine Scheiben geschnitten
Salz, Pfeffer, Muskatnuss
2 EL Maiskeimöl
120 g Greyerzer, grob gerieben

◆ Die Kartoffeln auf der Rösti- oder Sellerieraffel reiben.

◆ Das Weisse der Frühlingszwiebeln mit den geriebenen Kartoffeln vermischen und rassig mit Salz, Pfeffer und Muskatnuss abschmecken.

◆ Das Maiskeimöl in einer Bratpfanne erhitzen und die Hälfte der Kartoffelmasse hineingeben. Flach drücken. Die in Scheiben geschnittenen grünen Röhrchen der Frühlingszwiebeln und dann den Käse darüber verteilen und mit dem Rest der Kartoffelmasse bedecken. Wieder gut flach drücken.

◆ Auf mittlere Hitze stellen und den Kartoffelkuchen zugedeckt 15 Minuten braten. Dann den Kuchen mit Hilfe des Pfannendeckels wenden und die andere Seite ebenfalls 15 Minuten braten.

Tip: Dieser Kartoffelkuchen ist zusammen mit einem gemischten Salat oder einer Gemüsesuppe eine wunderbare und schnell zubereitete basische Mahlzeit.

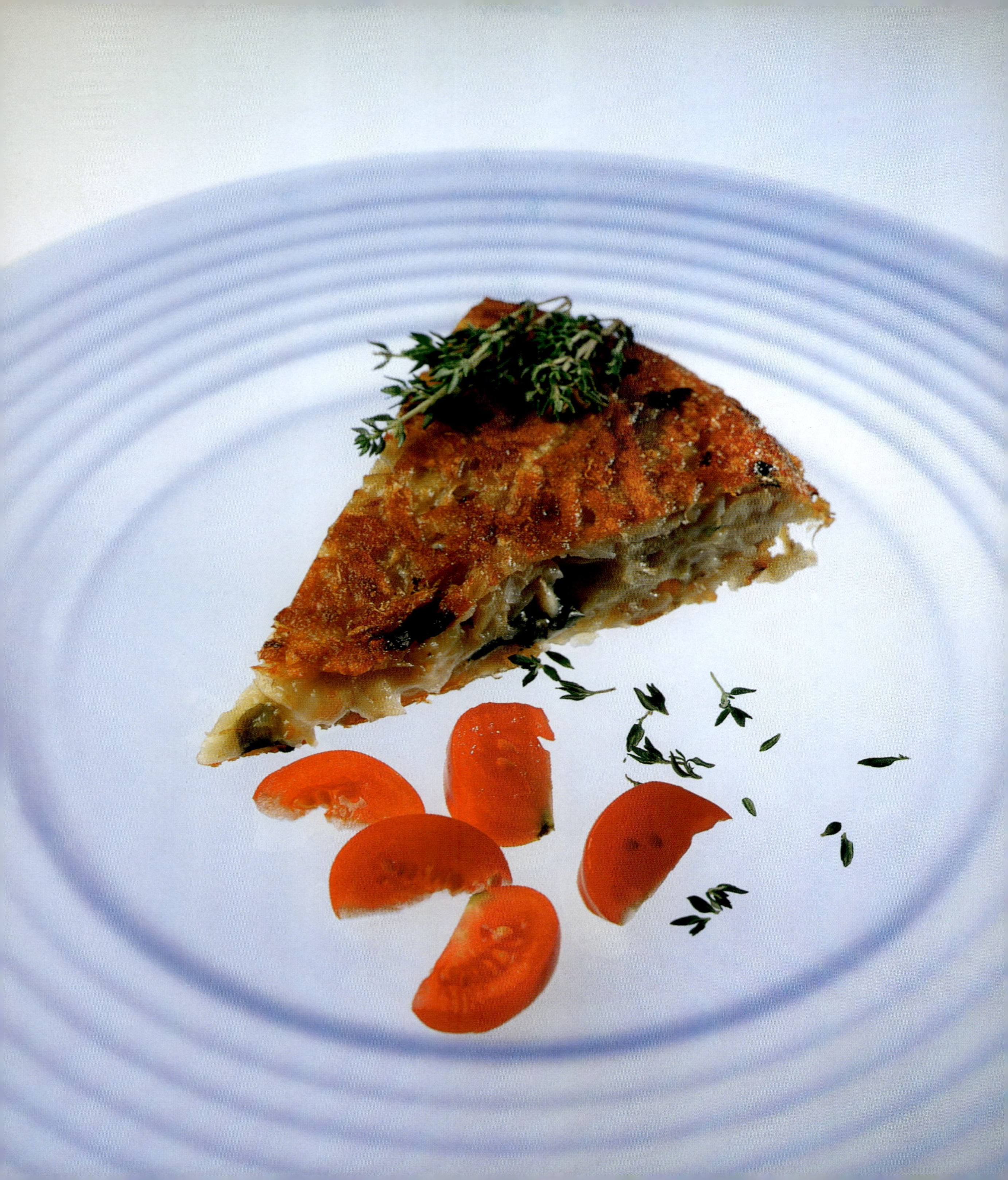

Rotes thailändisches Tofu-Curry

400 g Tofu, in Würfel geschnitten
6 EL Sojasauce
4 EL Sojaöl oder Maiskeimöl
2 EL rote Currypaste (Rezept unten)
2 EL Currypulver
6 Mini-Auberginen, geviertelt
2 EL Fischsauce
200 ml Kokosmilch
200 g Erbsen, tiefgekühlt
6 frische Limettenblätter
2 Tomaten, in Achtel geschnitten

◆ Die Tofuwürfel mindestens 30 Minuten in der Sojasauce marinieren. Herausnehmen und in 2 EL heissem Öl kurz braten. Beiseite stellen.

◆ Das restliche Öl in der Pfanne erhitzen und die rote Currypaste etwa 1 Minute darin braten, dann das Currypulver und die Mini-Auberginen beifügen und kurz mitbraten. Die Fischsauce darüber geben, die Kokosmilch beifügen und 5 Minuten oder so lange, bis die Auberginen weich sind, weiter köcheln lassen.

◆ Die Erbsen, Limettenblätter und Tomaten beifügen und weitere 3 Minuten köcheln lassen. Mit Fischsauce oder Salz eventuell etwas nachwürzen.

◆ Die Tofuwürfel beifügen und kurz im Gemüse erwärmen.

◆ Zusammen mit Parfümreis servieren.

Rote thailändische Currypaste

1 EL Sojaöl oder Maiskeimöl
8 Knoblauchzehen, grob gehackt
1 kleine Zwiebel, grob gehackt
10 rote Peperoncini (Pfefferschoten), entkernt, in Streifen geschnitten
5 kleine rote Chilis, entkernt, in Streifen geschnitten
4 dünne Scheiben Galgantwurzel
2 EL Zitronengras, gehackt
1 EL Korianderwurzel oder Korianderstengel
½ TL Kreuzkümmel
1 TL Salz
1 TL Crevettenpaste

◆ Das Öl erhitzen und darin alle Zutaten ausser der Crevettenpaste unter ständigem Rühren 3 Minuten braten.

◆ Alles zusammen mit der Crevettenpaste im Mixer oder Cutter pürieren. Falls nötig, ganz wenig Wasser beifügen, um das Pürieren zu erleichtern.

Tip 1: Diese Currypaste hält sich zugedeckt mehrere Wochen im Kühlschrank oder im Tiefkühler.
Tip 2: Thailändische Currypaste gibt es in verschiedenen Spezialitätengeschäften auch fertig zu kaufen (frisch oder in Dosen).

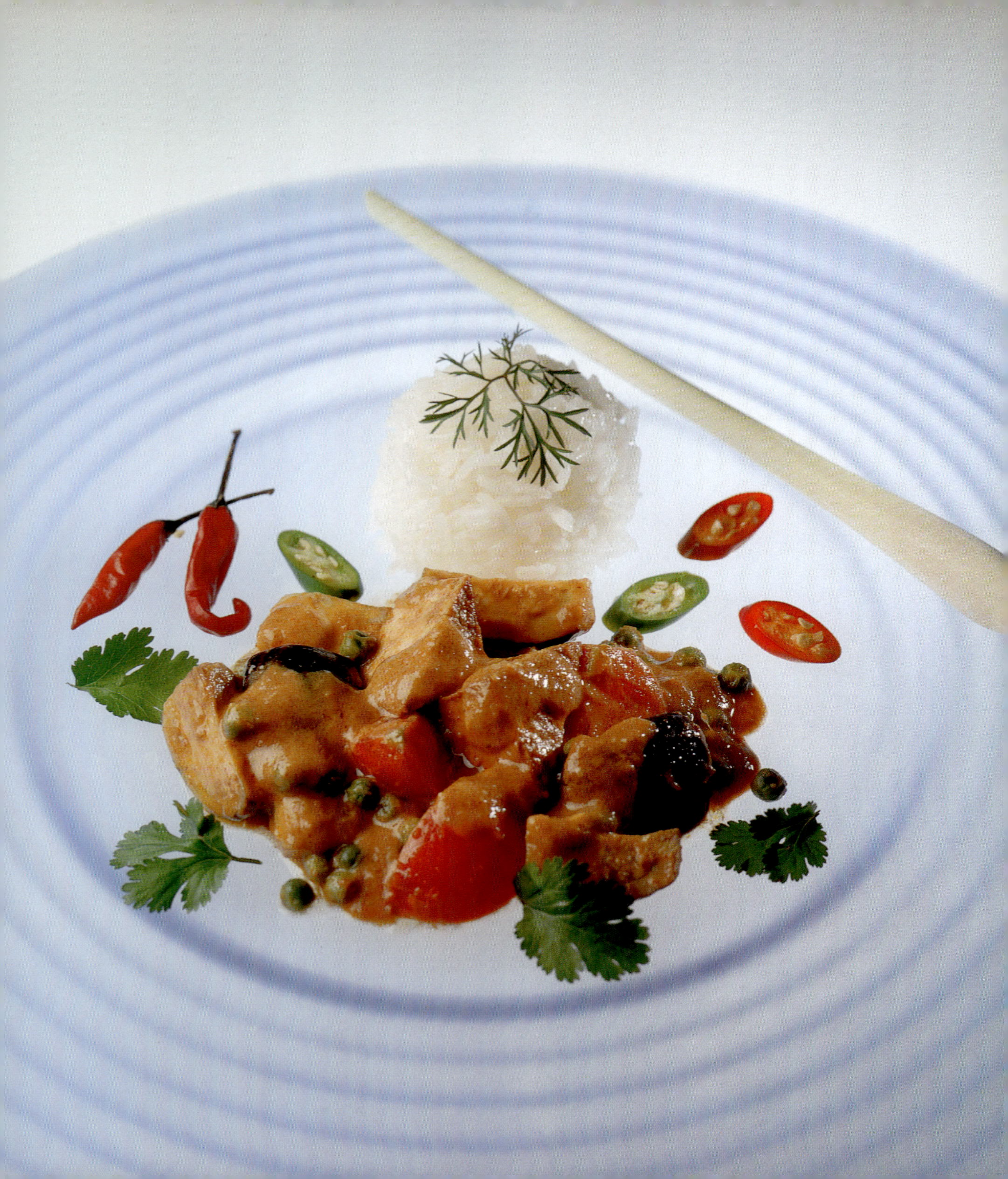

Türkischer Gemüseeintopf

200 g Bulghur
2 EL Olivenöl
8 Knoblauchzehen, gehackt
2 EL Tomatenpüree
1 l Gemüsebouillon
1 TL Kreuzkümmelpulver
750 g ganz kleine Kartoffeln, gebürstet, evtl. halbiert
500 g Auberginen, in 5 mm dicke Scheiben geschnitten
350 g kleine grüne Peperoni (Paprika), in Stücke geschnitten
600 g Tomaten, geviertelt
Salz, Pfeffer, Olivenöl
Cayennepfeffer
1 Bund Koriander oder Petersilie, fein gehackt

◆ Den Bulghur in etwa einem Dreiviertelliter heissem Wasser 15 Minuten ausquellen lassen.
◆ In einem Topf das Olivenöl leicht erhitzen, den Bulghur beifügen und gut mit dem Öl vermischen. Den Knoblauch und das Tomatenpüree dazugeben und gut unterrühren. Mit der Bouillon aufgiessen, den Kreuzkümmel dazugeben und alles kurz aufkochen lassen.
◆ Den Ofen auf 200 Grad vorheizen. Eine Gratinform einölen und den Bulghur hineingeben.
◆ Das Gemüse mit Salz und Pfeffer würzen und kreisförmig oder in Streifen in den Bulghur stecken. Alles mit etwas Öl beträufeln und locker mit Alufolie abdecken.
◆ Etwa 1 Stunde im vorgeheizten Ofen garen; nach 40 Minuten die Folie abnehmen. Die Kartoffeln vor dem Servieren noch mit etwas Cayennepfeffer und dem gehackten Koriander oder der Petersilie bestreuen.

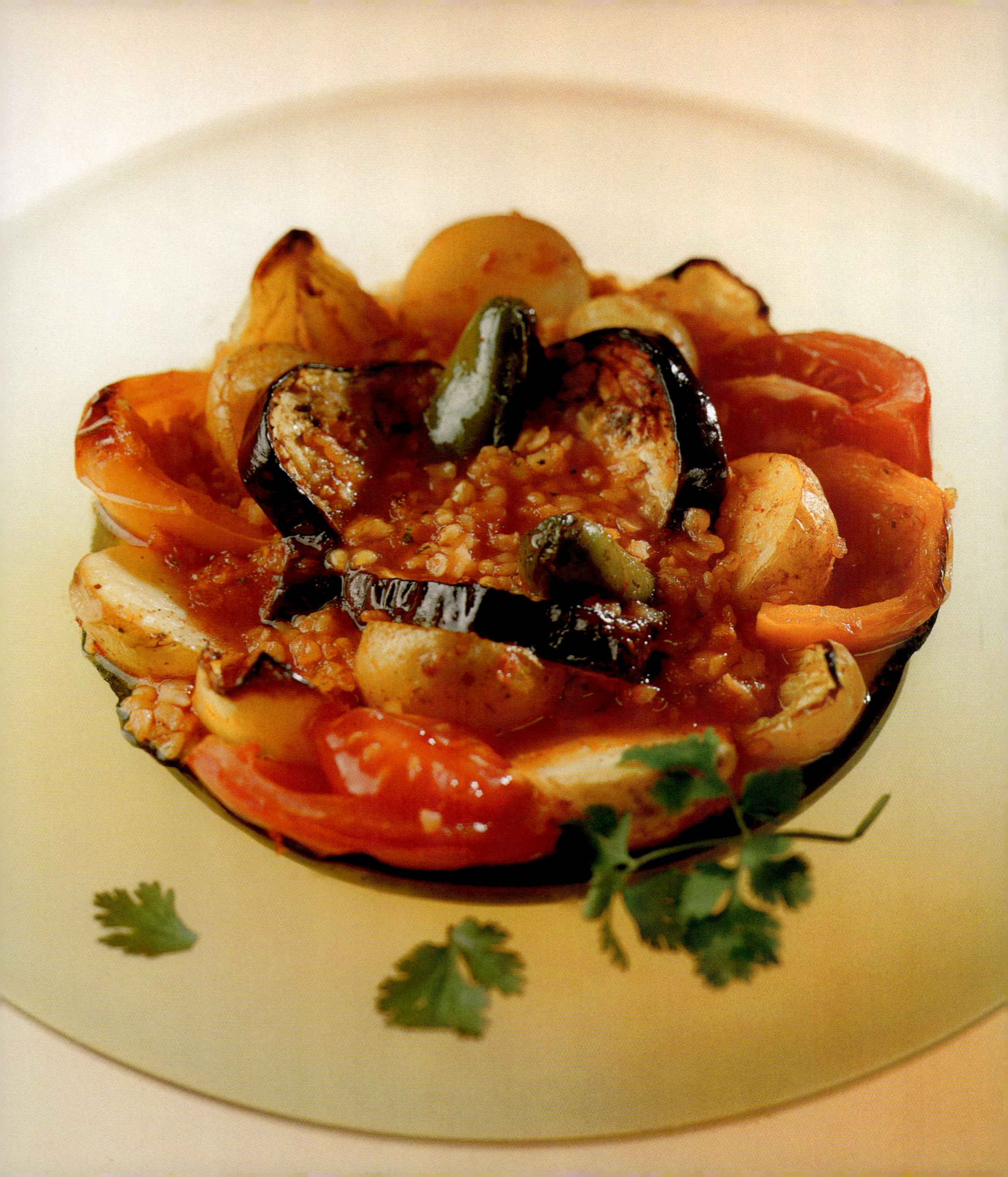

Tofu sweet and sour mit Sesam-Hirse

Hirse:
200 g Goldhirse
1 TL Salz
100 g Sesam, geschält

100 ml Apfelsaft
1 gehäufter TL Pfeilwurzmehl oder Maisstärke (Maizena)
2 EL Apfelessig
1 EL Akazienhonig
3 EL Maiskeimöl oder Sojaöl
1 TL gehackter Ingwer
1 Zwiebel, halbiert und längs in Streifen geschnitten
1 rote Peperoni (Paprika), in dicke Stücke geschnitten
2 Karotten, längs in Stäbchen geschnitten
2 Zucchini, in Würfel geschnitten
500 g Tofu, in Würfel geschnitten, in 4 EL Sojasauce eingelegt
100 g Sojasprossen
Salz, Pfeffer

◆ Die Hirse in 400 ml Wasser aufkochen, das Salz beifügen, 3 Minuten zugedeckt köcheln lassen, dann beiseite stellen und 30 Minuten ausquellen lassen.
◆ Den Ofen auf 180 Grad vorheizen. Ein Blech einölen und die Hirse darauf ausstreichen. Mit Sesam dick bestreuen und 20 Minuten im Ofen backen.
◆ Den Apfelsaft mit dem Pfeilwurzmehl, dem Apfelessig und Akazienhonig vermischen und beiseite stellen.
◆ Im Wok das Maiskeim- oder Sojaöl erhitzen und darin zuerst den gehackten Ingwer, dann die Zwiebel andünsten. Das übrige Gemüse beifügen, gut durchbraten und dann mit der Apfelsaftmischung ablöschen. 3 Minuten köcheln lassen.
◆ In der Zwischenzeit die Tofuwürfel auf Küchenpapier abtropfen lassen; übriggebliebene Sojasauce zum Gemüse geben. Etwas Öl in einer Bratpfanne erhitzen und die Tofuwürfel darin bei grossem Feuer von allen Seiten kurz braten.
◆ Die Sojasprossen zum Gemüse geben und dieses mit Salz und Pfeffer abschmecken.
◆ Die Hirse mit Förmchen ausstechen oder in Rauten schneiden und mit dem Gemüse servieren.

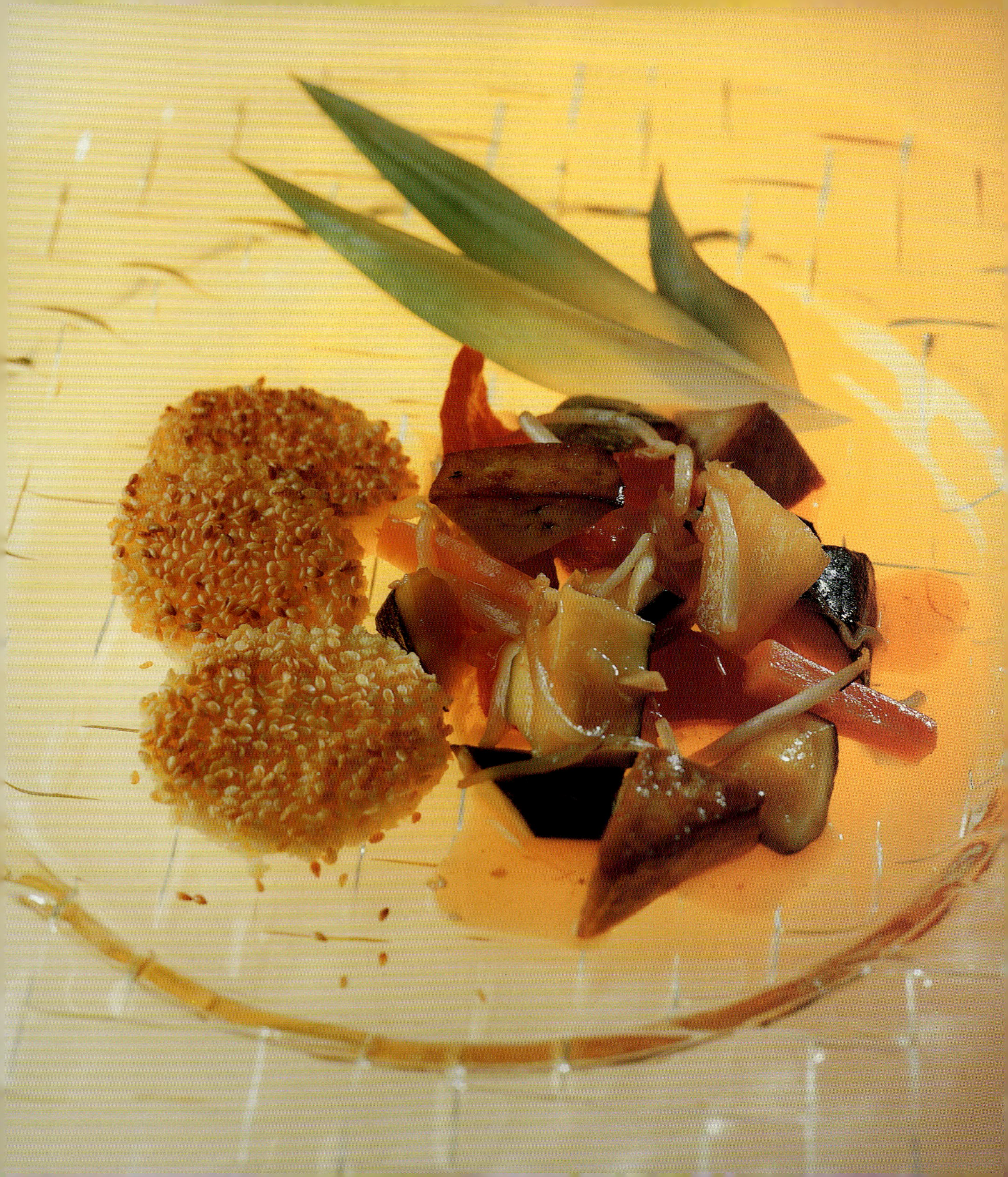

Fritierte Ravioli mit Kürbisfüllung

Füllung:
400 g Kürbis, klein gewürfelt
1 Kartoffel, geschält, klein gewürfelt
100 g Parmesan, gerieben
Salz, Pfeffer, Muskatnuss
evtl. etwas Mehl

Wontonteigblätter, tiefgekühlt
1 Eiweiss, verklopft

Gemüse:
2 EL Olivenöl
400 g Kürbis, in kleine Stücke geschnitten
1 Salatgurke, geschält, längs halbiert, entkernt und in Stücke geschnitten
1 EL Aceto di Modena
1 TL Thymianblättchen
Salz, Pfeffer

◆ Die Kürbis- und Kartoffelwürfel über Dampf weich kochen. Auf Küchenpapier trocknen lassen, dann im Cutter pürieren. Den Parmesan untermischen und mit Salz, Pfeffer und Muskatnuss würzen. Falls die Füllung zu weich ist, mit wenig Mehl binden.

◆ Die Wontonteigblätter auf eine Grösse von etwa 10 x 10 cm zuschneiden. Je 1 TL Füllung in die Mitte geben. Die Ränder mit Eiweiss bestreichen, zusammenklappen und zu Ravioli falten.

◆ Das Olivenöl erhitzen und die Kürbisstücke darin andünsten. Ganz wenig Wasser beifügen und den Kürbis knackig weich köcheln. Dann die Gurkenstücke beigeben und in wenigen Minuten weich dämpfen. Essig und Thymian beifügen, salzen und pfeffern.

◆ Die Ravioli in der Friteuse leicht braun fritieren und mit dem Gemüse servieren.

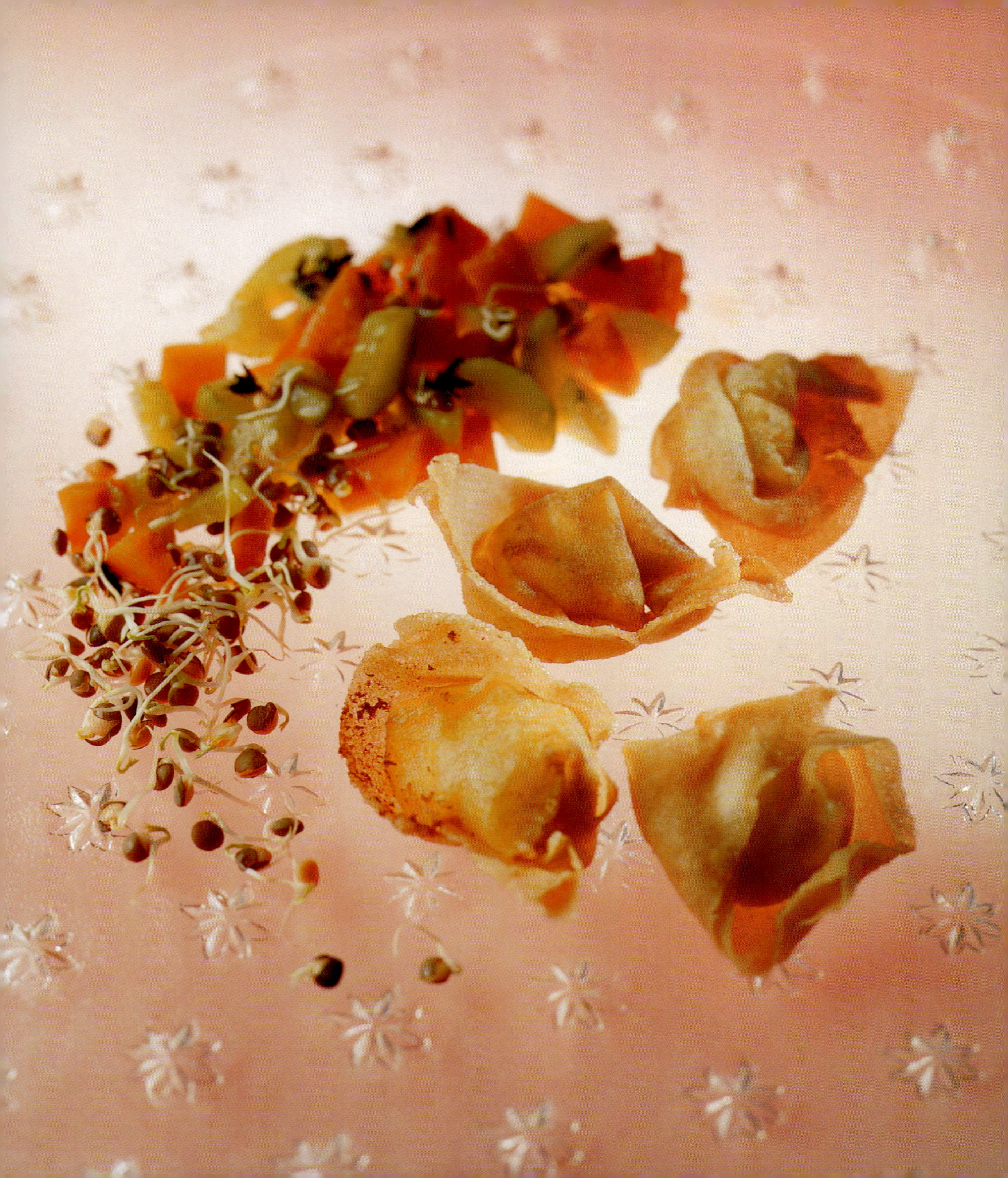

Tofu-Cordon-Bleu mit Rahmkarotten

500 g Tofu, in etwa 4 x 6 cm grosse und 5 mm dicke Scheiben geschnitten
4–6 Knoblauchzehen, durchgepresst
1 Bund Petersilie, fein gehackt
100 g Raclettekäse, in gleich grosse Scheiben wie der Tofu geschnitten

Rahmkarotten:
1 EL Butter
800 g Karotten, in kleine, dicke Stäbchen geschnitten
1 TL Akazienhonig
1 EL Zitronensaft
100 ml Crème fraîche
1 Bund Schnittlauch, geschnitten
Salz, Pfeffer, Muskatnuss

1 Ei, verklopft
etwas Paniermehl
Maiskeimöl zum Ausbacken der Tofuschnitten

◆ Die Tofuscheiben salzen und pfeffern. Knoblauch und Petersilie miteinander vermischen und die Hälfte der Tofuscheiben damit bestreichen. Je eine Scheibe Käse und dann eine zweite Tofuscheibe darauf legen und mit einem Zahnstocher befestigen.

◆ In einer Kasserolle die Butter schmelzen, die Karottenstäbchen und den Honig beifügen und mit etwa 400 ml Wasser aufgiessen. Salzen und pfeffern. Das Gemüse etwa 20 Minuten zugedeckt dünsten, dann mit einer Schaumkelle herausheben und die Flüssigkeit bei grosser Hitze auf etwa 100 ml einreduzieren. Den Zitronensaft, die Crème fraîche und den Schnittlauch darunterziehen und mit Salz, Pfeffer und Musktnuss abschmecken.

◆ Die gefüllten Tofuschnitten zuerst im Ei, dann im Paniermehl wenden und in Maiskeimöl auf beiden Seiten ausbacken. Zusammen mit dem Karottengemüse servieren.

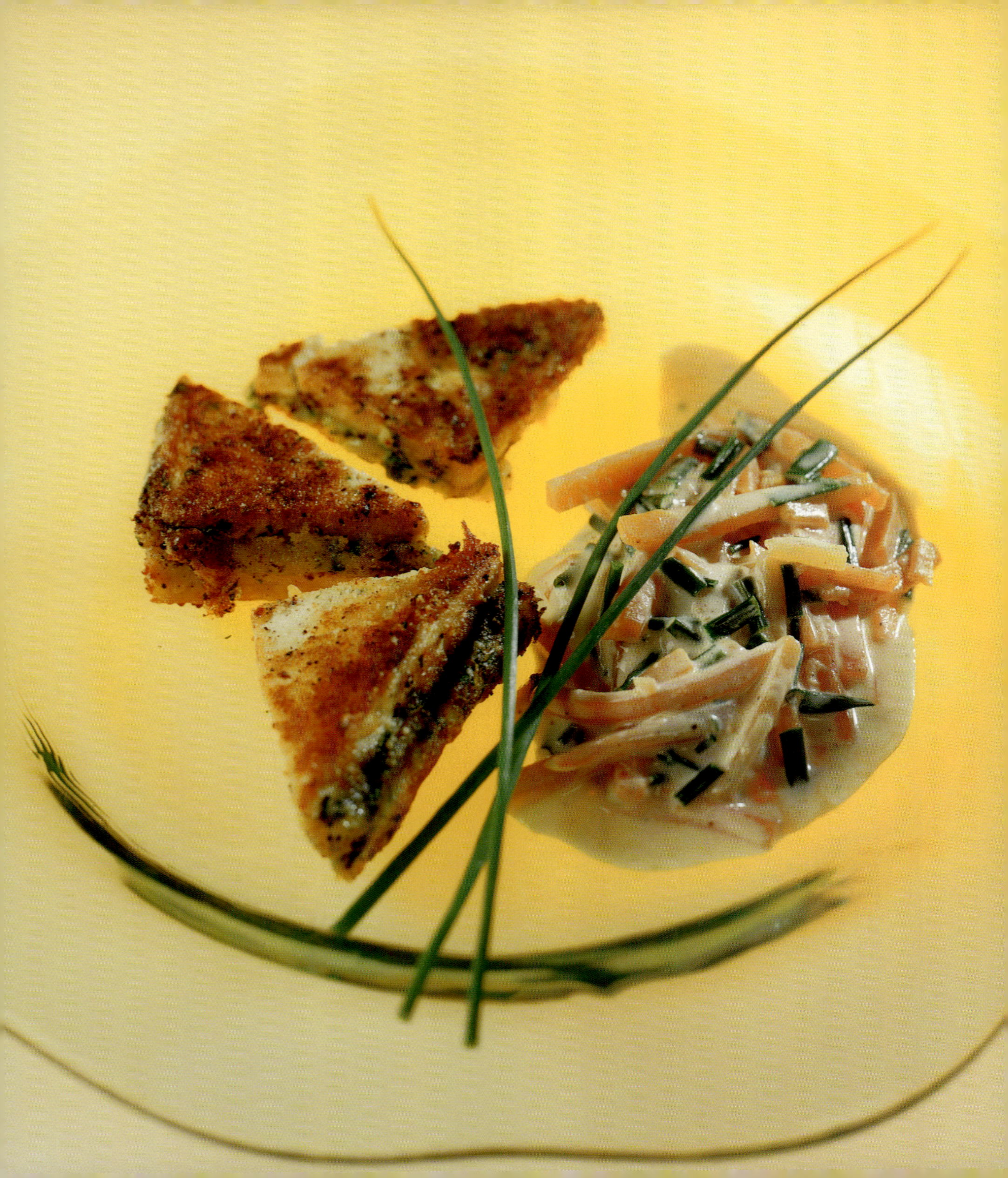

Kefen mit Trauben und Reis

Reis:
350 g Thailändischer Parfümreis
100 g Erbsen, tiefgekühlt

Gemüse:
600 g Kefen (Zuckererbsen), entfädelt
2 EL Butter oder Maiskeimöl
1 Schalotte, fein gehackt
1 Prise Currypulver
100 ml Weisswein oder Gemüsebouillon
100 g blaue Trauben, halbiert und entkernt
Salz, Pfeffer
1 EL fein gehackte Petersilie

◆ Den Reis waschen und mit der doppelten Menge Wasser zum Kochen bringen. Auf kleinste Hitze stellen, den Topf zudecken und den Reis 20 Minuten dämpfen. Kurz vor dem Servieren die Tiefkühlerbsen zusammen mit wenig Salz beifügen und zugedeckt 2 Minuten heiss werden lassen.
◆ Die Kefen über Dampf knackig kochen.
◆ Die Butter oder das Öl in einer Kasserolle erhitzen und die Schalotte darin weich dünsten. Dann die Kefen beifügen, gut erhitzen, mit dem Currypulver bestäuben und mit dem Weisswein oder der Gemüsebouillon ablöschen. Die Trauben beifügen und eine Minute mitköcheln. Mit Salz, Pfeffer und der fein gehackten Petersilie abschmecken.
◆ Eine kleine Schale mit Öl auspinseln, Reis hineinfüllen und etwas andrücken, dann auf Teller stürzen. Das Kefengemüse rundherum anrichten.

Tip 1: Wer's gerne scharf mag, kann eine in kleine Ringlein geschnittene Chilischote im Gemüse mitdünsten.
Tip 2: Statt mit Weisswein oder Bouillon kann das Gemüse mit Kokosmilch abgelöscht werden. In diesem Fall mehr Currypulver und zum Würzen Koriander statt Petersilie nehmen.

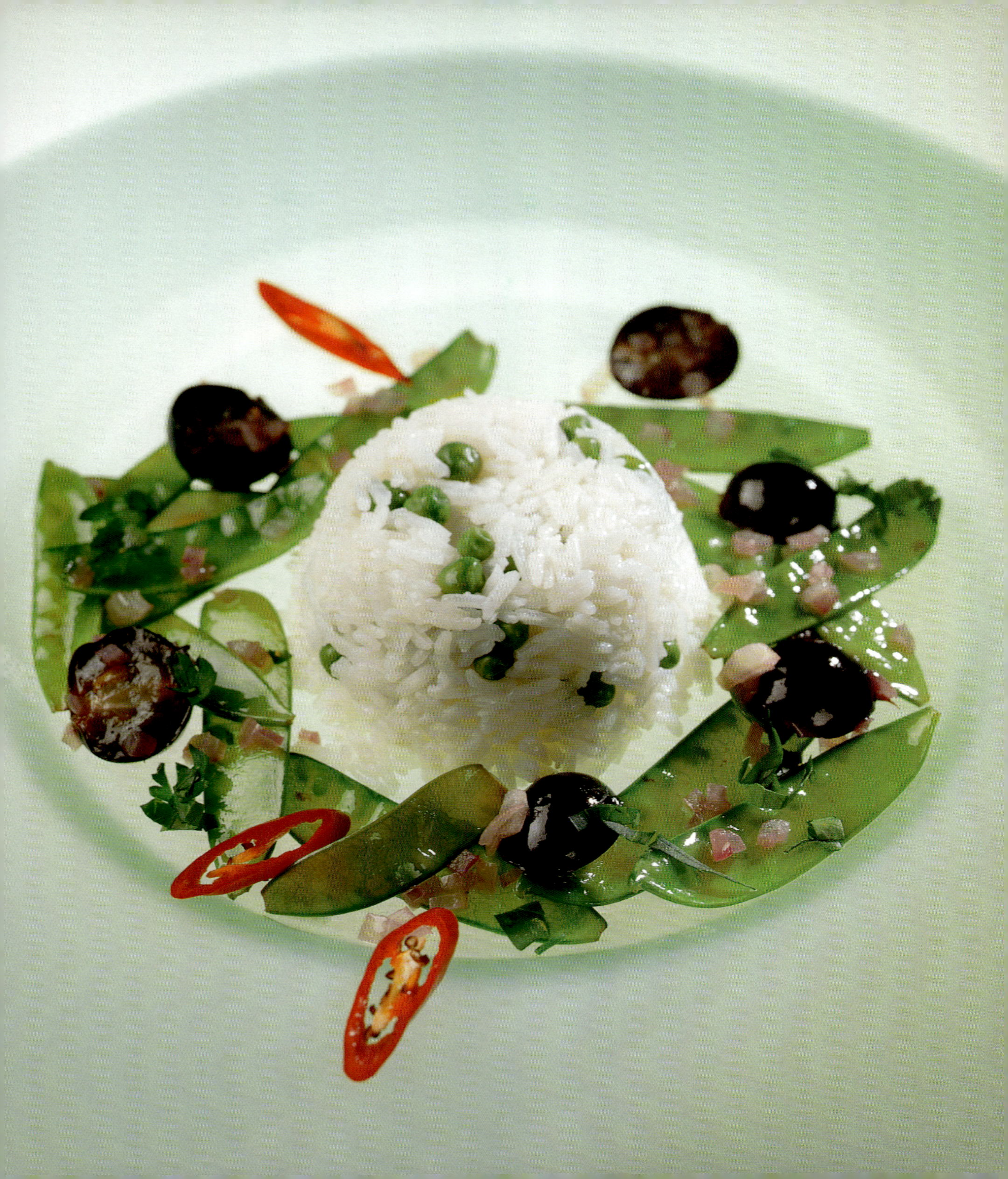

Gemüse mit Joghurt-Curry-Sauce und Bratkartoffeln

800 g Kartoffeln, gebürstet, längs geviertelt
2–3 EL Olivenöl
Salz, Pfeffer
1 TL grob gehackter Majoran
1 kg Gemüse, z.B. grüne Bohnen, Karotten, Blumenkohl, Fenchel, Broccoli

Sauce:
400 ml Nordische Sauermilch
2 Eier, hart gekocht und klein gehackt
1 Knoblauchzehe, durchgepresst
1–2 TL Currypulver
1 Msp. Sambal Oelek

4 EL Sesam, geröstet

◆ Die Kartoffeln über Dampf weich kochen. Das Öl in einer Bratpfanne erhitzen und die Kartoffeln darin rundherum anbraten. Salzen und pfeffern und mit dem gehackten Majoran bestreuen.
◆ Das Gemüse über Dampf knackig kochen. Leicht salzen und pfeffern.
◆ Für die Sauce alle Zutaten vermischen und mit Salz und Pfeffer abschmecken.
◆ Die Kartoffeln und das Gemüse zusammen mit der Sauce auf Tellern oder einer Platte anrichten und mit dem gerösteten Sesam bestreuen.

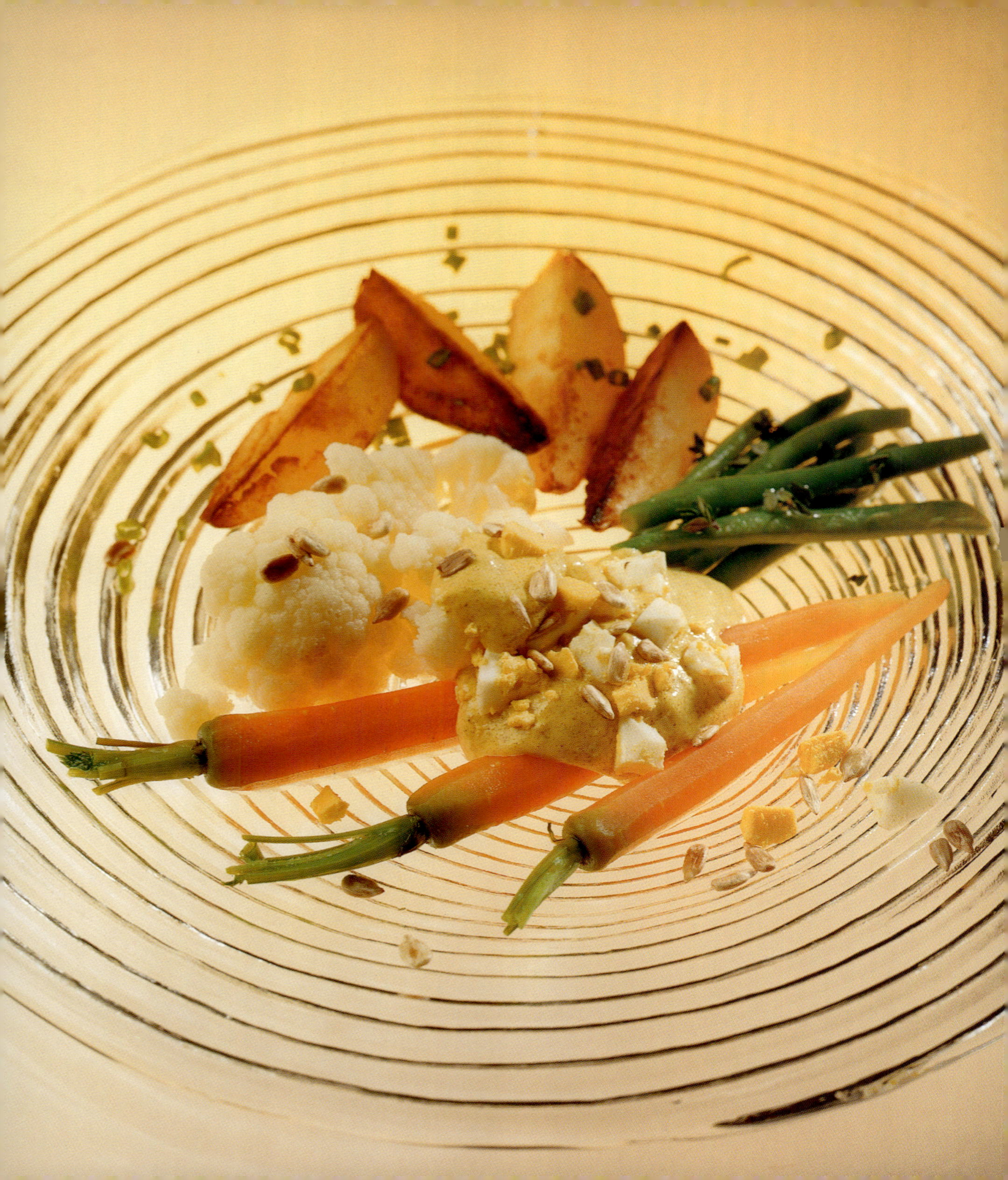

Gefüllte Kartoffeln mit Ziegenkäse

4 sehr grosse längliche Kartoffeln
2 EL Maiskeimöl
1 Schalotte, fein gehackt
1 Knoblauchzehe, fein gehackt
200 g Broccoli, in kleine Röschen zerteilt
200 g Pilze, z.B. Eierschwämmchen (Pfifferlinge), Champignons
100 g Cherrytomaten, halbiert oder geviertelt
200 ml Vollrahm
Salz, Pfeffer
50 g Ziegenkäse, klein gewürfelt
50 g Sonnenblumenkerne oder Sesam
Petersilie als Garnitur

◆ Die Kartoffeln waschen und in der Schale über Dampf weich kochen; die Haut darf nicht platzen.

◆ Für die Füllung die Schalotte und Knoblauchzehe im Maiskeimöl andünsten, dann die Broccoliröschen, Pilze und Tomaten beifügen. Den Rahm dazugiessen und das Gemüse knackig weich köcheln.

◆ Die Kartoffeln oben einschneiden und mit einem Löffel das weiche Innere so herauslöffeln, dass die Kartoffelform noch erhalten bleibt. Die Kartoffelmasse zum Gemüse geben und alles mit Salz und Pfeffer würzen.

◆ Die Kartoffeln auf je ein Stück Alufolie geben und mit der Gemüsemischung füllen. Ziegenkäse und Sonnenblumenkerne oder Sesam darüber streuen und noch kurz unter dem Backofengrill (oder bei grosser Oberhitze) überbacken.
Mit Petersilie garnieren.

Tip: Servieren Sie dazu einen feinen Rucola-Salat, der mit Olivenöl und Acento di Modena angemacht ist.

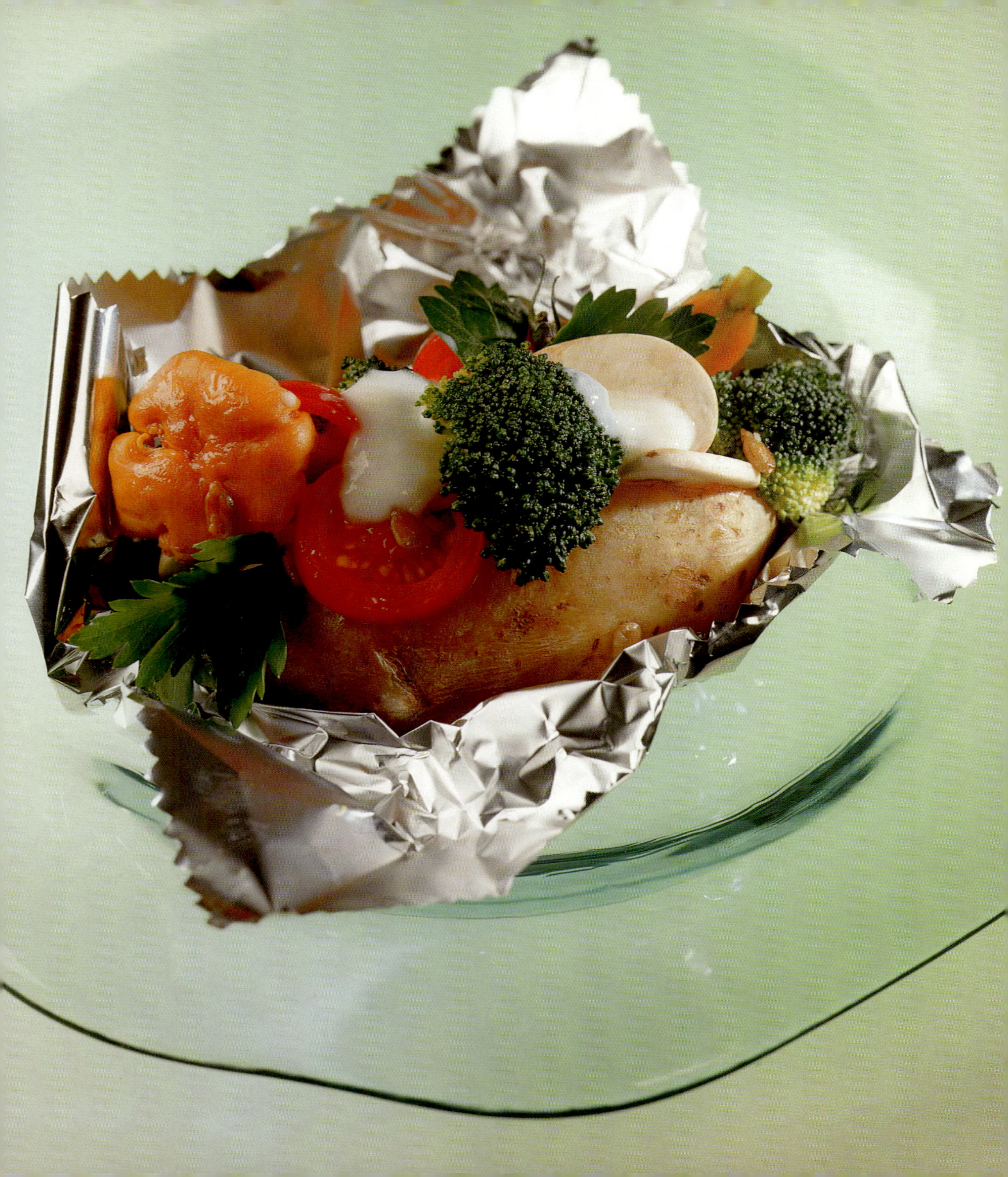

Maisrondellen im Kräutermantel mit Steinpilzen

1 l leichte Gemüsebouillon
200 g Maisgriess, fein oder grob
wenig Öl
1 Bund Petersilie, ganz fein gehackt

Pilze:
3 EL kalt gepresstes Olivenöl
200 g frische Steinpilze, in Scheiben geschnitten
1 Knoblauchzehe, gehackt
100 ml Weisswein
1 EL fein gehackte Petersilie
Salz, Pfeffer

◆ Die Gemüsebouillon zum Kochen bringen und den Maisgriess im Sturz beifügen, gut umrühren und auf kleinstem Feuer weich kochen. Falls nötig etwas würzen. Etwas auskühlen lassen, dann auf ein längliches Stück Klarsichtfolie geben und zu einer langen, dünnen Wurst formen. Ganz satt einpacken und im Kühlschrank fest werden lassen.
◆ Die Maisrolle auswickeln, rundherum mit Öl bepinseln und mit der fein gehackten Petersilie «panieren».
◆ Für die Pilze das Olivenöl leicht erhitzen, Pilze und Knoblauch darin kurz braten. Mit dem Weisswein ablöschen, leicht einköcheln lassen und dann mit der Petersilie sowie Salz und Pfeffer abschmecken.
◆ Die Maisrolle in Scheiben schneiden und diese auf beiden Seiten kurz in wenig Öl braten. Mit den Pilzen anrichten.

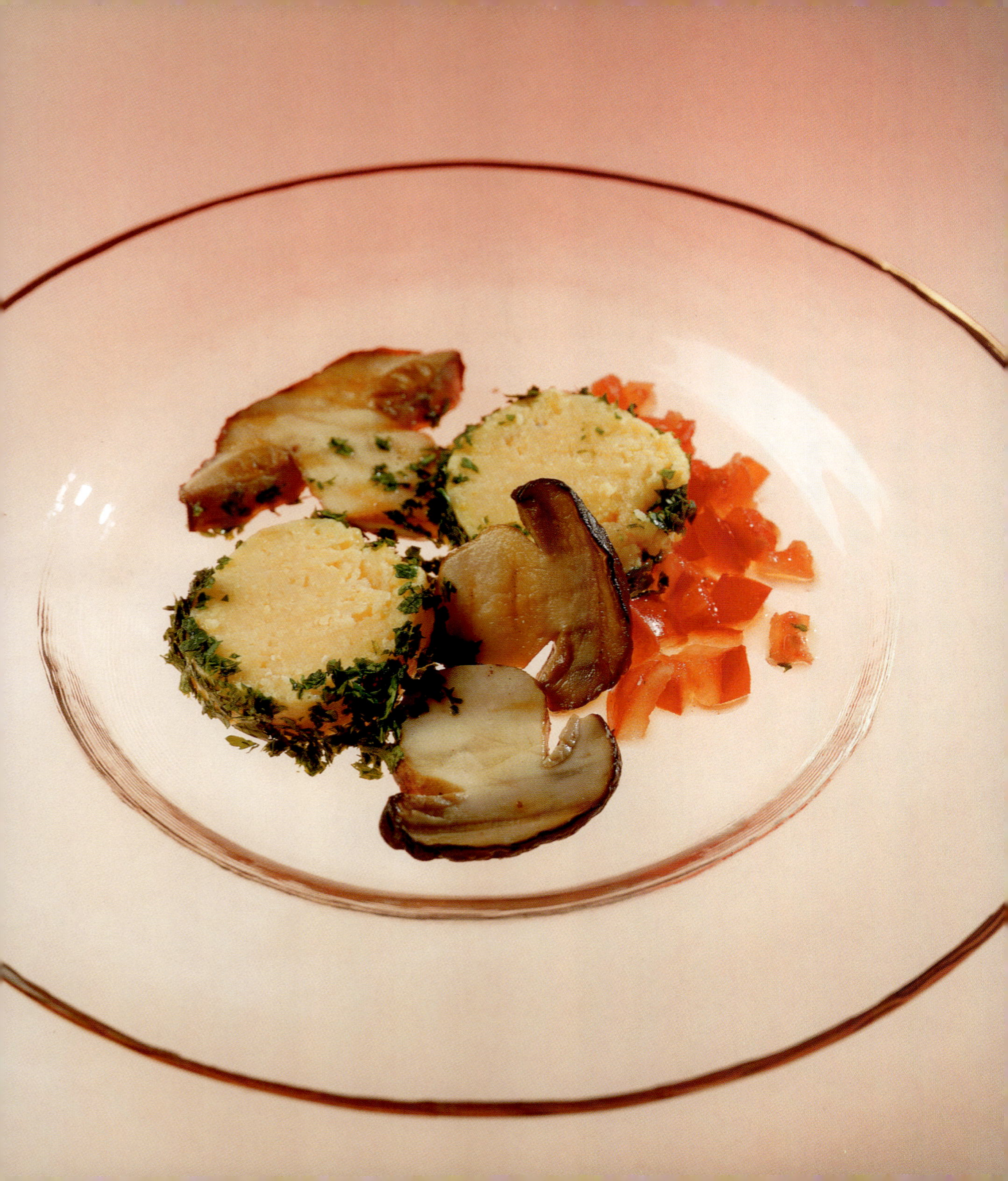

Nudeln mit Peperoni-Mandel-Sauce und Broccoli

400 g Soja-Vollkornnudeln
600–800 g Gemüse, z.B. Broccoli und Blumenkohl
Kräutersalz
2 EL flüssige Butter

Sauce:
2 Peperoni (Paprika)
50 g Mandeln, geschält, ganz fein gerieben
4 EL kalt gepresstes Olivenöl
50 g Oliven, schwarz oder grün
1 Knoblauchzehe
Salz, Pfeffer

◆ Für die Sauce die Peperoni (Paprikaschoten) im Backofen oder in der Grillpfanne grillieren, bis die Haut dunkel wird und Blasen bildet und sich leicht abziehen lässt.
◆ Die Nudeln in Salzwasser al dente kochen.
◆ Das Gemüse über Dampf knackig kochen.
◆ Alle Zutaten zur Sauce im Cutter fein pürieren, falls nötig mit etwas Gemüsebouillon verdünnen und mit Salz und schwarzem Pfeffer kräftig abschmecken.
◆ Die Sauce unter die Nudeln mischen oder separat dazu servieren. Das Gemüse mit Kräutersalz würzen und mit der flüssigen Butter beträufeln und dazu anrichten.

Tip: Wer Fett sparen will, lässt die flüssige Butter beim Gemüse weg. Eventuell etwas Sauce von den Nudeln über das Gemüse geben.

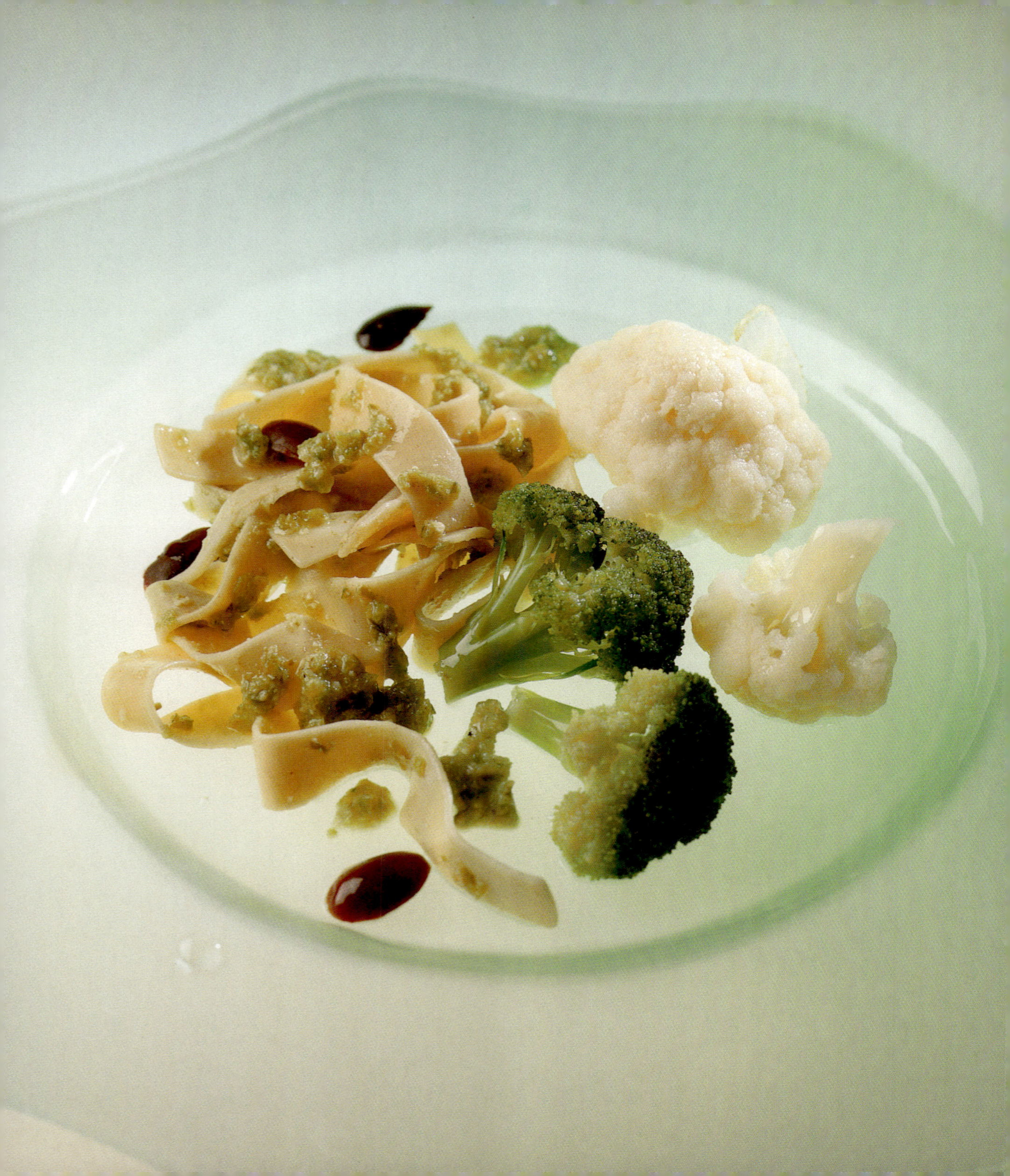

Broccoli-Lasagne mit Ricotta-Füllung

Für 4–6 Personen

ca. 200 g Vollkorn-Lasagneblätter
aus dem Reformhaus

Füllung:
500 g frischer oder 250 g tiefgekühlter Blattspinat
500 g italienischer Ricotta oder 700 g Quark, gut abgetropft
je 2 EL Majoran und Thymian, fein gehackt
4 EL fein gehackte Baumnüsse
2 Knoblauchzehen, durchgepresst
100 g Parmesan, frisch gerieben
Salz, Pfeffer, Muskatnuss
500 g Broccoli, in Röschen zerteilt
200 g Cherrytomaten, wenn möglich geschält

Sauce:
1 l Milch
4 EL Vollkornmehl
Salz, Pfeffer, Muskatnuss

50 g Greyerzer, grob gerieben

◆ Die Lasagneblätter in eine Schüssel mit kaltem Wasser legen. Den Ofen auf 200 Grad vorheizen.

◆ Frischen Spinat über Dampf kurz zusammenfallen, etwas abkühlen lassen und gut ausdrücken. Tiefkühlspinat auftauen lassen und ebenfalls ausdrücken. Den Spinat mit einem grossen Messer hacken. Mit dem Ricotta oder Quark, den Kräutern, den Nüssen, dem Knoblauch und Parmesan vermischen. Mit Salz, Pfeffer und Muskatnuss gut abschmecken.

◆ Die Broccoliröschen über Dampf knackig kochen.

◆ Für die Sauce in einem Topf das Vollkornmehl mit dem Schneebesen gut in die Milch rühren und 5 Minuten köcheln lassen. Mit Salz, Pfeffer und Muskatnuss abschmecken. Die Sauce sollte nicht zu dick sein!

◆ Eine Gratinform zuerst mit etwas Sauce ausgiessen, dann eine Schicht abgetropfte Lasagneblätter hineingeben, anschliessend eine Schicht Ricotta-Spinat-Masse, dann wieder Sauce usw. Zuletzt mit den Broccoliröschen und Cherrytomaten belegen, mit Sauce auffüllen und mit Greyerzer bestreuen. Im vorgeheizten Ofen 30 Minuten backen.

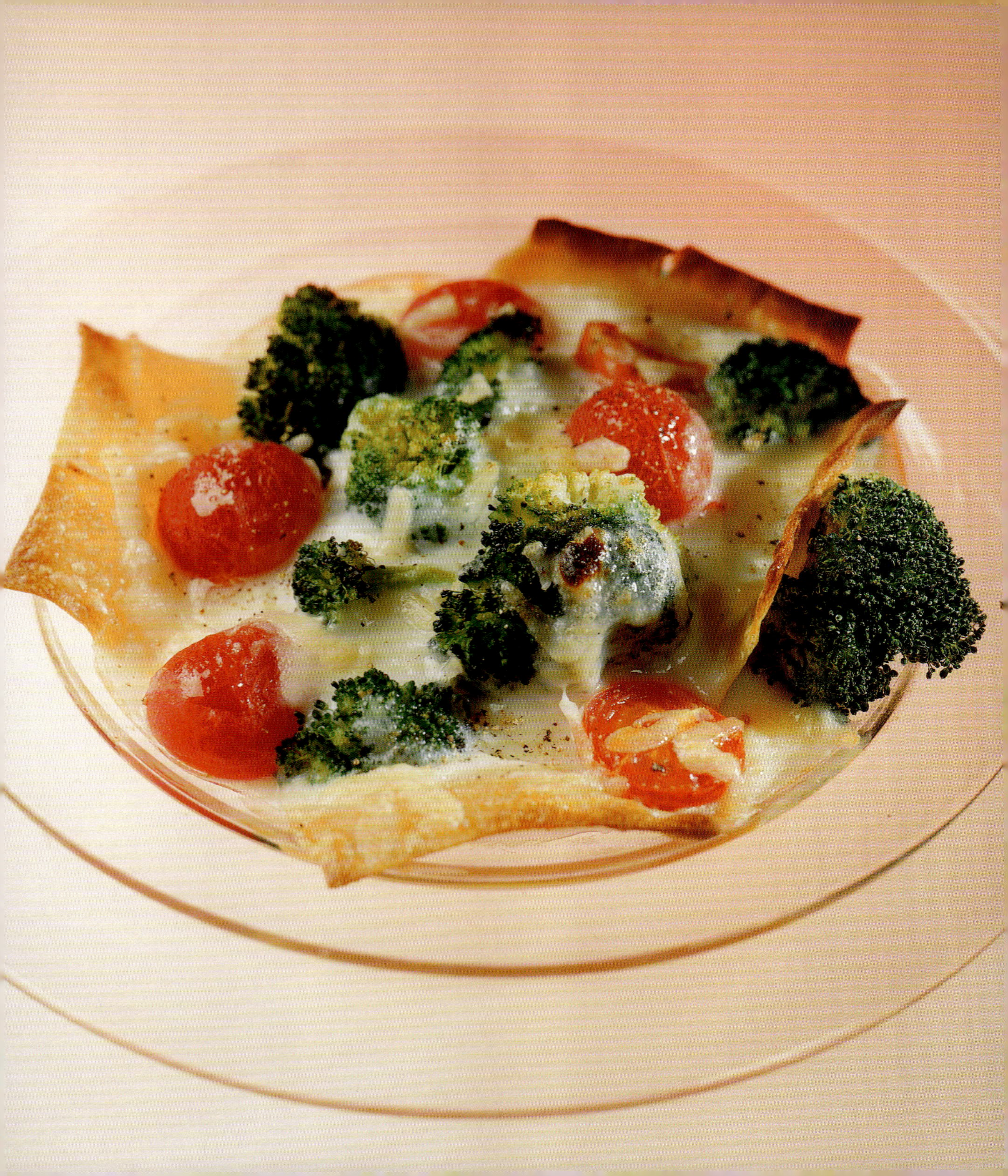

Gemüse-Burger mit Mozzarella

1 grosse Aubergine
1 grosse Zucchini
300 g Kürbis
2 grosse Tomaten
400 g Mozzarella
Olivenöl
Salz, Pfeffer
3 EL italienische Kräuter, fein gehackt, z.B. Basilikum, Thymian, Rosmarin, Oregano

◆ Aubergine, Zucchini, Kürbis, Tomaten und Mozzarella in 5 mm dicke Scheiben schneiden. Die Gemüsescheiben mit Olivenöl bepinseln, salzen und pfeffern und in einer Grillpfanne braten.
◆ Abwechselnd, mit 2 Scheiben gewürztem Mozzarella dazwischen, aufeinanderschichten; nach 4 Schichten einen Zahnstocher in die Mitte stecken und die weiteren Schichten darauf plazieren.
◆ Den Ofen auf 220 Grad vorheizen. Die Gemüse-Burger in eine Gratinform geben und etwa 10 Minuten (oder bis der Mozzarella anfängt zu schmelzen) backen.
◆ Mit den fein gehackten Kräutern bestreuen und dazu Reis oder Kartoffeln servieren.

Tip: Statt Mozzarella kann man auch jeden anderen Käse nehmen.

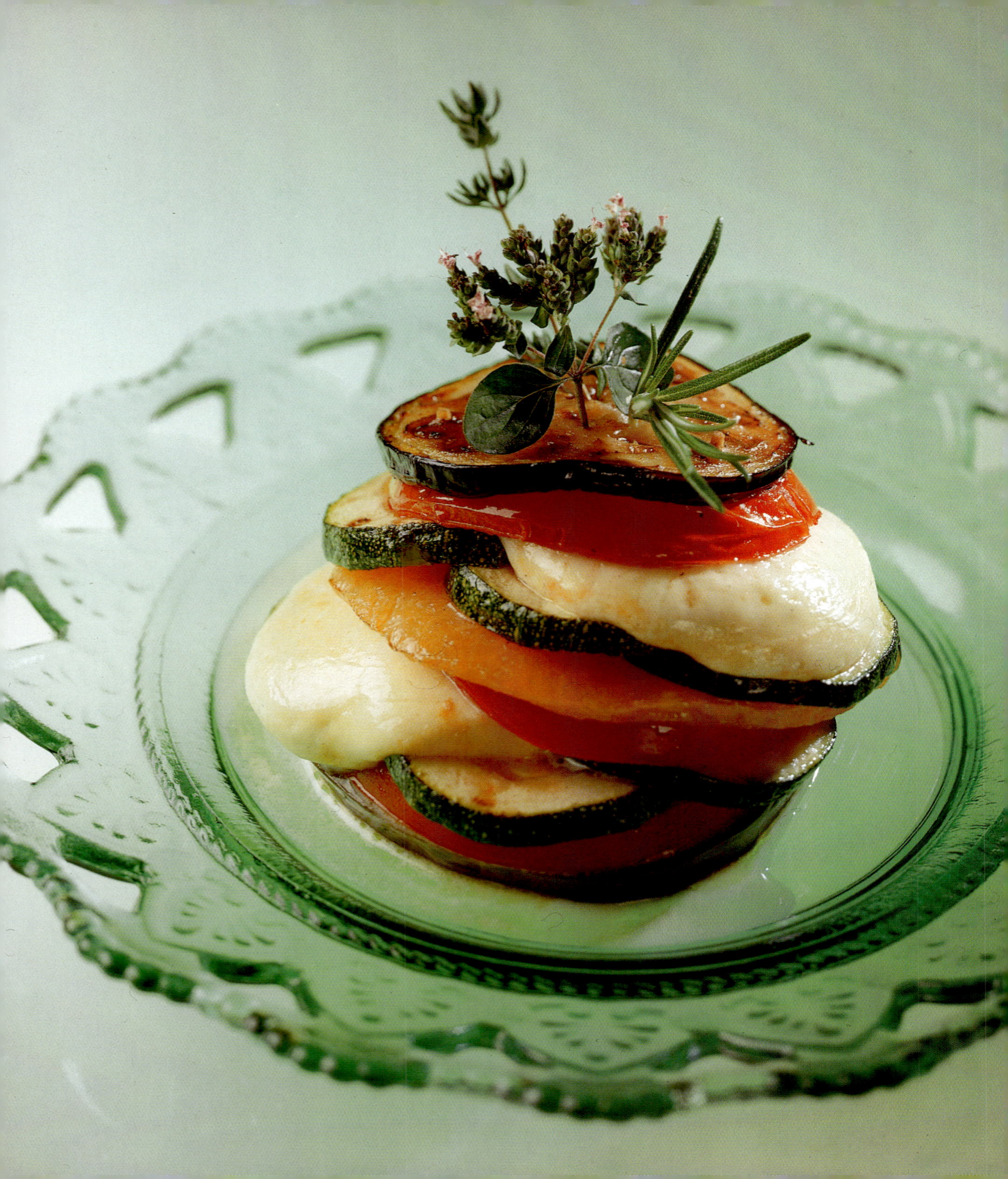

Couscous mit Gemüse und Cashews

2 EL Maiskeim- oder Olivenöl
1 Zwiebel, grob gewürfelt
2 Tomaten, gewürfelt
1 kg Gemüse, z.B. Zucchini, Auberginen, Kürbis, Karotten, grob gewürfelt
200 ml Gemüsebouillon
wenig Harissa (Pfefferschotenpüree)
1 Brief Safranpulver
Salz
300 g Couscousgriess
2 EL Olivenöl
1 TL Butter
100 g Cashews

◆ Das Öl erhitzen. Die Zwiebel darin anbraten, dann das übrige Gemüse beifügen und gründlich durchbraten. Mit der Gemüsebouillon ablöschen und das Gemüse knackig weich köcheln.
◆ Harissa und Safranpulver beifügen und mit Salz abschmecken.
◆ Den Couscousgriess 3 Minuten in Wasser einweichen, dann abgiessen und auf Küchenpapier oder einem Küchentuch etwas trocknen. In eine Schüssel geben und die 2 EL Olivenöl gut daruntermischen. Anschliessend den Couscous über Dampf 5 Minuten durchdämpfen.
◆ Zum Anrichten den Couscous auf eine grosse Platte geben, in der Mitte eine Mulde machen und das gekochte Gemüse mit einer Schaumkelle hineingeben. Die Sauce separat dazu reichen.
◆ Die Cashews in der Butter braten und am Schluss über den Couscous geben.

Variante: Sie können den Couscousgriess auch zum fertig gekochten Gemüse geben, etwas Bouillon nachgiessen und 5 Minuten darin quellen lassen.

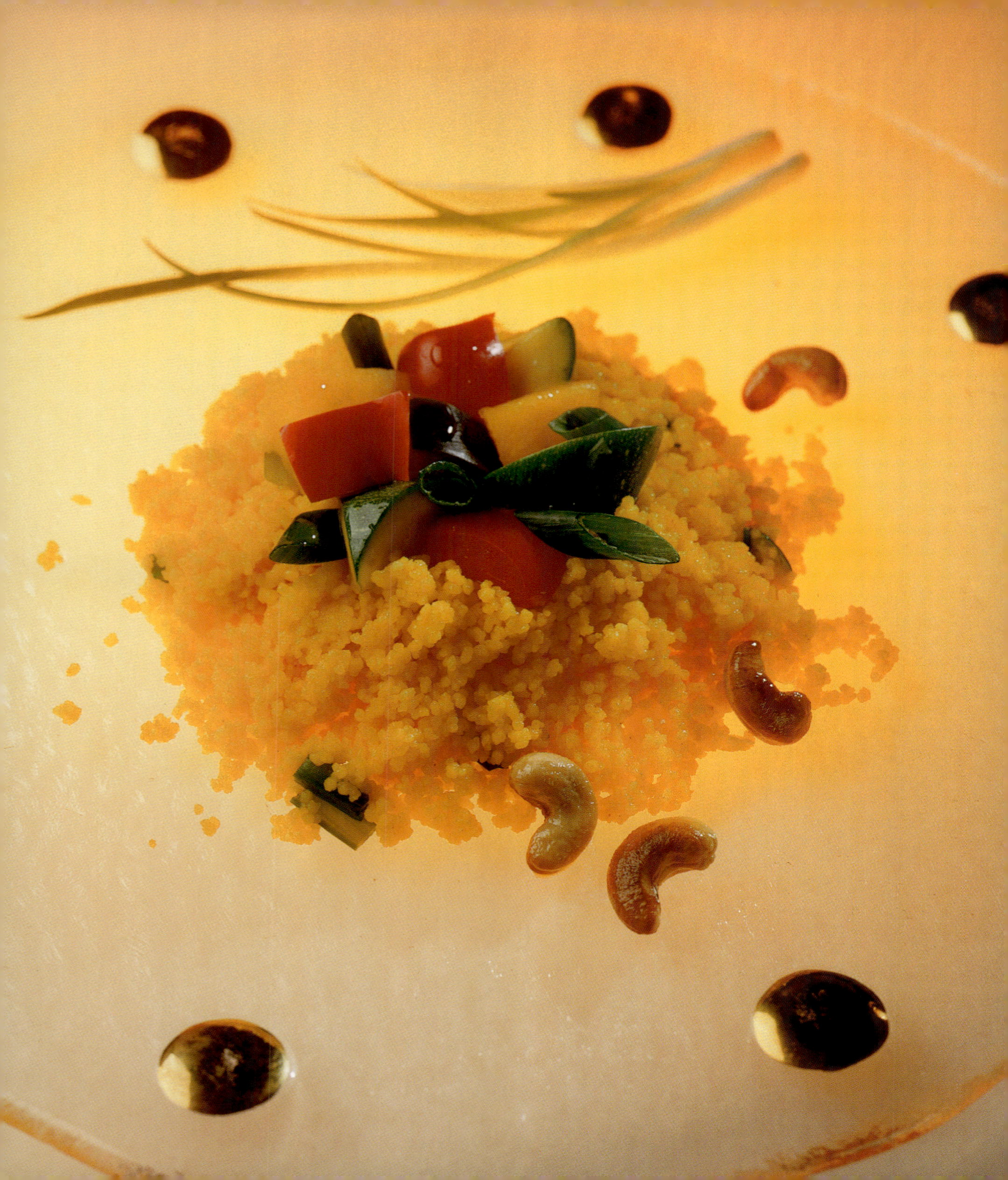

Champignon-Spiesschen mit Erbsen-Kartoffel-Püree

Sauce:
1 EL Maiskeimöl
50 g Röstgemüse (Lauch, Karotten, Sellerie), klein geschnitten
1 kleine Zwiebel, grob gehackt
1 Knoblauchzehe, grob gehackt
1 TL Tomatenpüree
50 ml Weisswein
200 ml Gemüsebouillon
6 Pfefferkörner
3 Petersilienstengel
1 Thymianzweiglein
½ Lorbeerblatt

Erbsen-Kartoffel-Püree:
600 g Kartoffeln
400 g Erbsen, tiefgekühlt
ca. 200 ml Milch
Salz, Pfeffer, Muskatnuss

Spiesschen:
300 g gleich grosse Champignons
2 EL Butter
3 EL roter Portwein

◆ Für die Sauce das Röstgemüse zusammen mit Zwiebel, Knoblauch und dem Tomatenpüree im Öl rösten, mit dem Weisswein und der Gemüsebouillon ablöschen und die Gewürze zugeben. Alles bei kleiner Hitze auf etwa 200 ml reduzieren. Durch ein Sieb passieren und den Fond beiseite stellen.

◆ Die Kartoffeln über Dampf sehr weich kochen, schälen und durch das Passevite (Passiergerät) streichen. Die Erbsen ebenfalls über Dampf sehr weich kochen und im Cutter pürieren; falls die Masse nicht homogen genug ist, noch durch ein Sieb streichen. Die Milch erhitzen, das Kartoffel- und das Erbsenpüree beigeben und gut unterrühren. Mit Salz, Pfeffer und Muskatnuss abschmecken.

◆ Die Champignons auf Spiesschen stecken und in einer Bratpfanne in der heissen Butter unter ständigem Begiessen bei mittlerer Hitze braten. Die Butter abgiessen, den Portwein und den Saucenfond angiessen und zu einer kleinen Sauce einreduzieren. Mit Salz und Pfeffer abschmecken.

◆ Die Spiesschen zusammen mit dem Erbsen-Kartoffel-Püree und nach Belieben einer Gemüsebeilage anrichten.

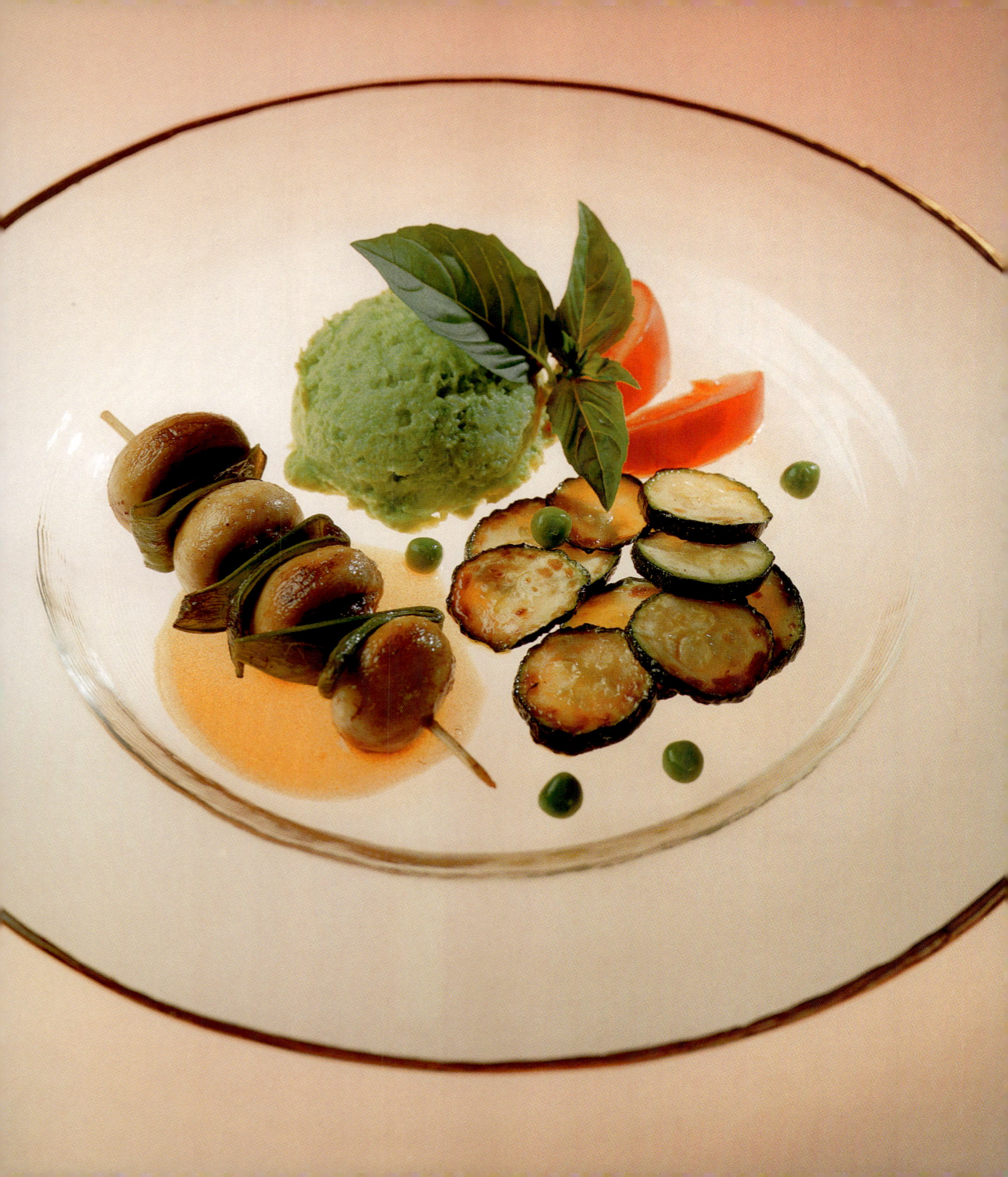

Bahmi goreng

400 g feine Nudeln
2 EL Maiskeimöl
1 Zwiebel, längs in Streifen geschnitten
1 Knoblauchzehe, grob gehackt
1 kleine Stange Lauch, längs halbiert, gewaschen und in 5 mm breite Streifen geschnitten
2 Karotten, in zündholzdünne Stäbchen geschnitten
½ Chinakohl, in Streifen geschnitten
100 g Sojabohnensprossen, gewaschen
½ TL Sambal Oelek (Pfefferschotenpüree) oder
1 kleine rote Chilischote, entkernt und in Ringlein geschnitten
1 TL Mah-Mee-Gewürzmischung oder Sojasauce
Salz
4 Eier

◆ Die Nudeln in Salzwasser al dente kochen.
◆ In einer grossen Bratpfanne oder im Wok das Öl erhitzen und darin Zwiebel, Knoblauch und Lauch anbraten. Dann das übrige Gemüse beifügen und kurz durchbraten – das Gemüse sollte noch knackig sein.
◆ Die gekochten Nudeln beifügen und mit Sambal Oelek, den Chiliringlein, Mah-Mee-Gewürzmischung oder Sojasauce und Salz abschmecken.
◆ Spiegeleier braten und zum Bahmi goreng servieren.

Tip: Bekannt ist auch Nasi Goreng, für welches die Nudeln durch Reis ersetzt werden.

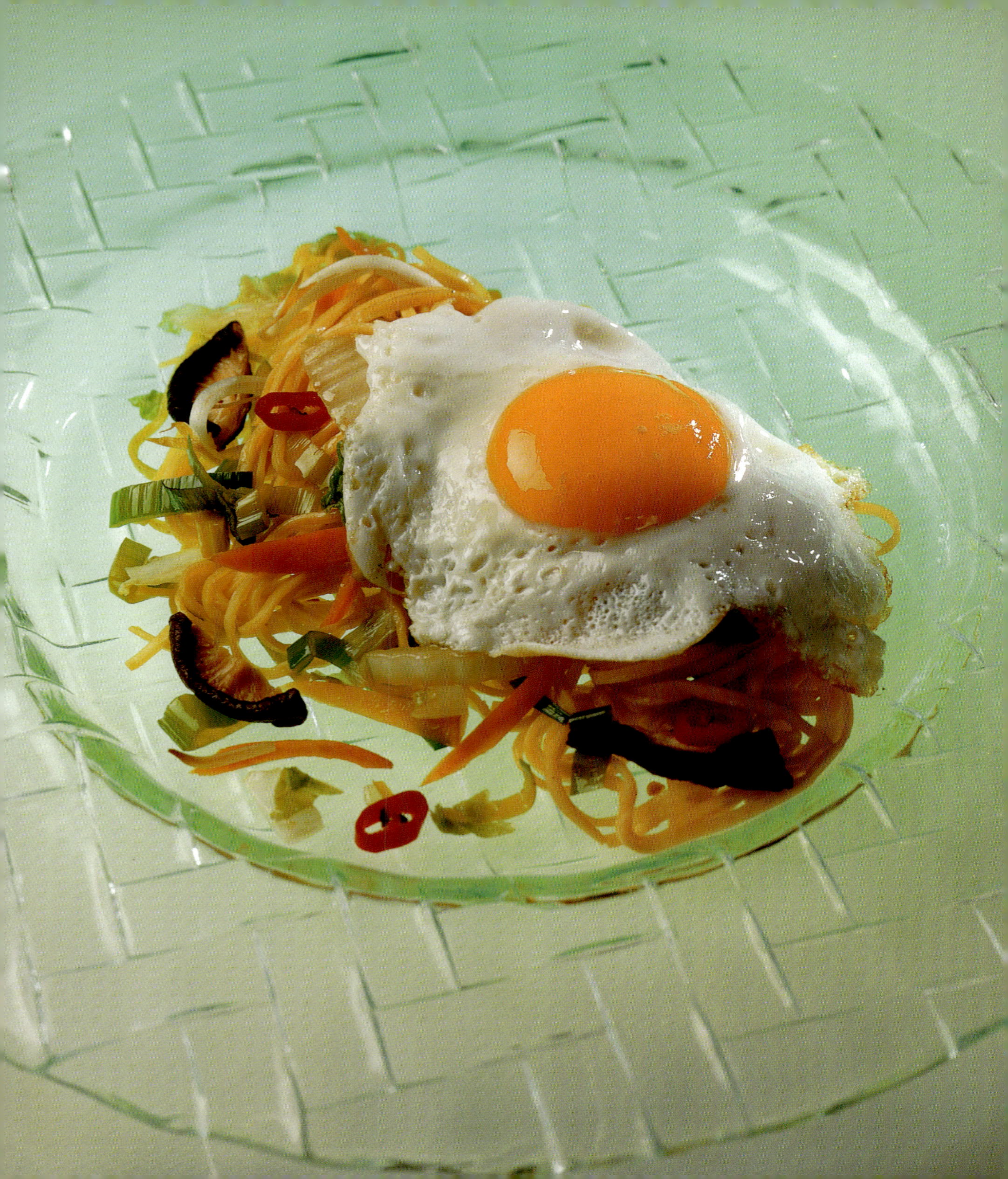

Gratinierter Spargel mit Hasselbakis-Kartoffeln

8 gleich grosse Kartoffeln
Salz, Pfeffer
40 g Butter
50 g Vollkornpaniermehl
50 g Parmesan, frisch gerieben
1 EL Petersilie, gehackt

Spargeln:
1 kg Spargeln, geschält (oder anderes Gemüse)
2 Eier
200 ml Sauerrahm
50 g Greyerzer, gerieben

◆ Den Ofen auf 200 Grad vorheizen.
◆ Die Kartoffeln gut waschen – nicht schälen – und oben längs in 5 mm Abstand mehrmals oder nur einmal tief einschneiden, aber nicht ganz durchschneiden. In eine leicht geölte Gratinform legen, salzen und pfeffern.
◆ Die Butter in einem kleinen Pfännchen schmelzen. Das Paniermehl mit dem Parmesan und der Petersilie vermischen und über die Kartoffeln verteilen. Mit der flüssigen Butter beträufeln.
◆ Die Kartoffeln 60 Minuten im Ofen backen. Herausnehmen und mit Folie bedeckt warm halten.
◆ Die Spargeln über Dampf weich kochen und in eine Gratinform legen. Die Eier mit dem Sauerrahm verquirlen, salzen und pfeffern und über die Spargeln giessen. Mit dem geriebenen Käse bestreuen und 15 Minuten im Ofen überbacken.
◆ Die Spargeln zusammen mit den Kartoffeln servieren.

Tip: Selbstverständlich lässt sich auf dieselbe Art wie Spargeln auch jedes andere Gemüse zubereiten und zu den Hasselbakis-Kartoffeln servieren.

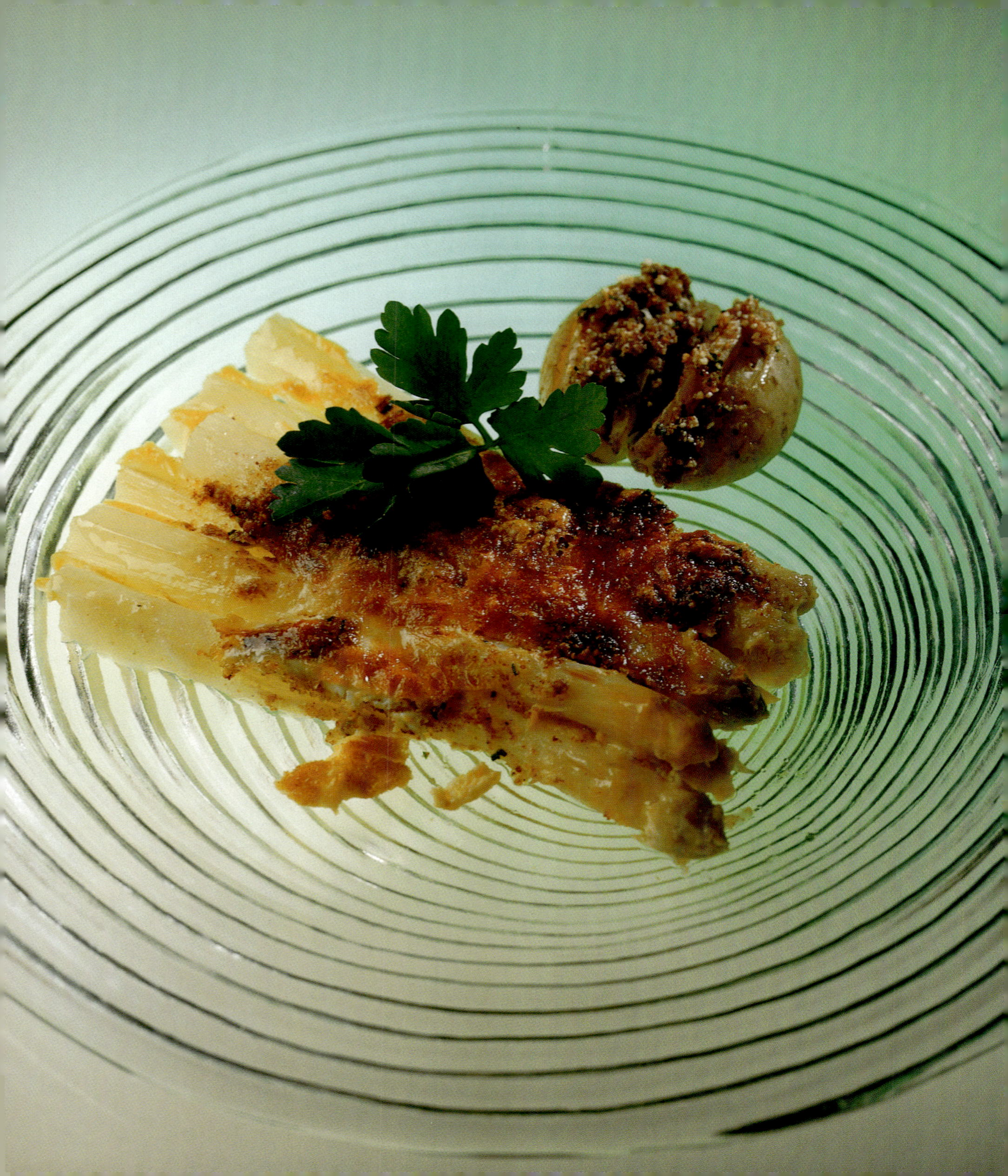

Panierte Kohlrabi mit Basilikumrisotto

2 Kohlrabi, in ca. 7 mm dicke Scheiben geschnitten

Basilikumrisotto:
300 g Vollreis
1 EL Maiskeimöl
1 kleine Zwiebel, klein gehackt
100 ml Gemüsebouillon
100 ml Vollrahm
1 Bund frisches Basilikum
50 g Parmesan, gerieben
Salz, Pfeffer

1 Ei, verklopft
ca. 100 g Sesam, geschält
ca. 2 EL Maiskeimöl
100 g Cherrytomaten, halbiert oder geviertelt
1 EL Olivenöl

◆ Die Kohlrabischeiben über Dampf knackig weich kochen.
◆ Den Reis mit 400 ml Wasser (ohne Salz!) im Dampfkochtopf 15 Minuten kochen.
◆ Die Zwiebel im Maiskeimöl bei ganz kleiner Hitze weich dünsten. Gemüsebouillon, Rahm und die Basilikumblätter im Mixer oder Cutter ganz fein pürieren und das Püree zu den Zwiebeln giessen. Den gekochten Reis und Salz zugeben. Alles gut mischen und bei kleinster Hitze etwa 5 Minuten quellen lassen. Vom Feuer nehmen, den Parmesan einrühren und nochmals mit Salz und Pfeffer abschmecken.
◆ Inzwischen die Kohlrabischeiben leicht salzen und zuerst im Ei, dann im Sesam wenden. In wenig Öl auf beiden Seiten knusprig ausbraten.
◆ Die Cherrytomaten im Olivenöl ganz kurz braten und leicht würzen. Die panierten Kohlrabi mit dem Risotto anrichten und mit den Cherrytomaten garnieren.

Tip: Statt Kohlrabi können Sie auch gekochte Selleriescheiben panieren und ausbacken. Schmeckt herrlich!

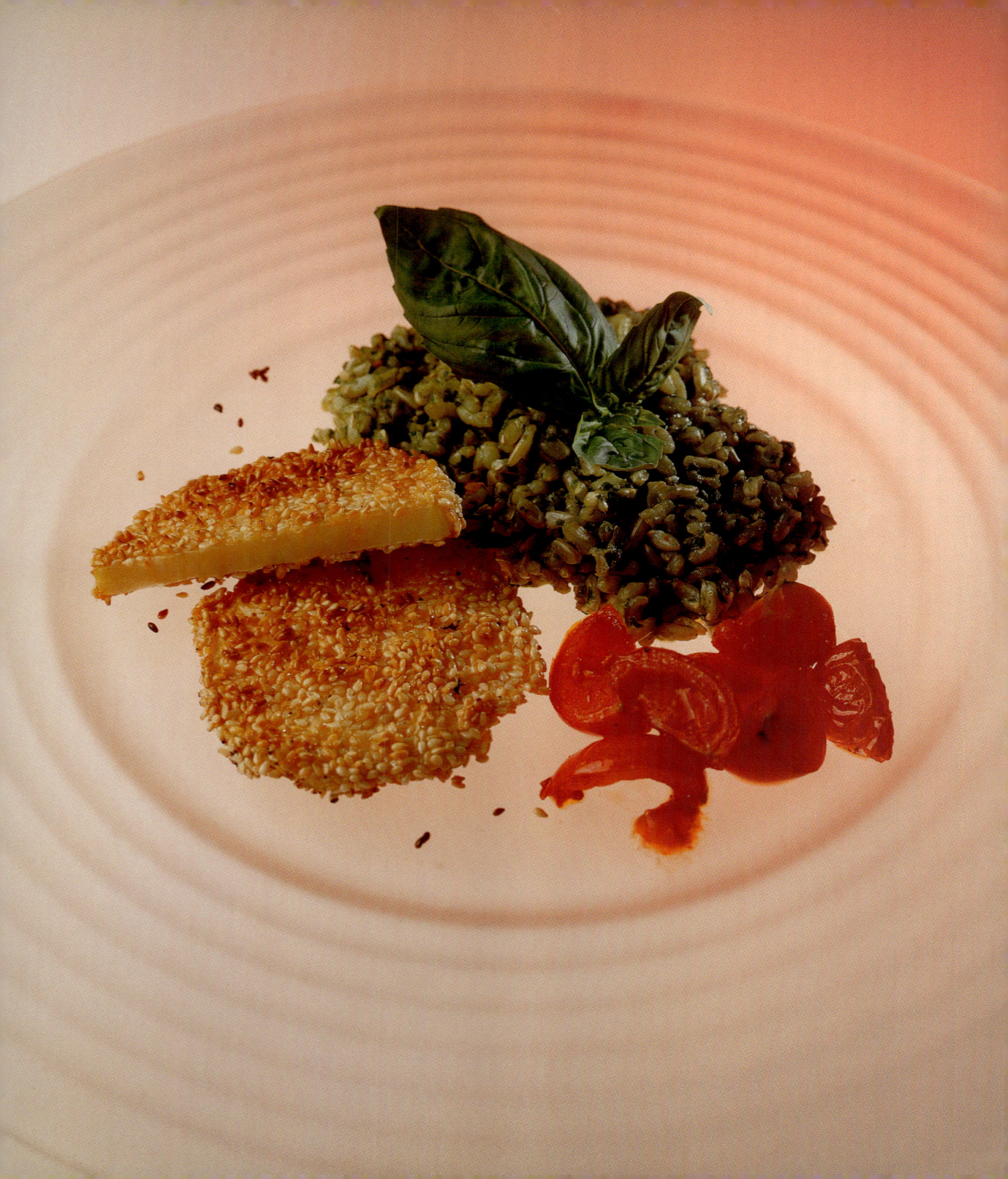

Schokolade-Biskuitroulade

Biskuit:
5 Eigelb
125 g Akazienhonig (4–5 EL)
3 EL Wasser
125 g Vollkornmehl, ganz fein gemahlen
30 g Kakaopulver
5 Eiweiss, mit 1 Prise Salz zu steifem Schnee geschlagen

Füllung:
250 g Magerquark
50 g Akazienhonig (2 EL)
1 Msp. Naturvanillepulver (aus dem Reformhaus) oder das Mark einer Vanilleschote
200 ml Vollrahm, steif geschlagen
ca. 500 g Früchte, z.B. Himbeeren oder Sauerkirschen

Puderzucker
oder: ¼ l Rahm, steif geschlagen
Schokoladenspäne

◆ Den Backofen auf 200 Grad vorheizen.

◆ Für das Biskuit die Eigelbe mit dem Honig und dem Wasser zu einer dicken hellen Creme aufschlagen. Das Mehl, den Kakao und die Hälfte des Eischnees sehr schnell unter die Eigelbcreme mischen, dann den Rest des Eischnees langsam und sorgfältig unterheben.

◆ Ein Backblech mit Backpapier auslegen und das Papier leicht einfetten. Die Masse gleichmässig darauf verteilen und im vorgeheizten Ofen 10–12 Minuten backen. Auf ein Tuch stürzen und unter dem umgedrehten Blech erkalten lassen oder in ein Tuch einrollen und im Tuch erkalten lassen.

◆ Für die Füllung den Quark mit Honig und Vanillepulver gut vermischen, probieren, ob er süss genug ist, und dann den steif geschlagenen Rahm unterziehen.

◆ Die Biskuitroulade mit der Quarkmasse bestreichen, dann die gut abgetropften Früchte darauf verteilen und sorgfältig einrollen. Mindestens 1 Stunde in den Kühlschrank oder in den Tiefkühler stellen.

◆ Die Roulade mit Puderzucker bestreuen oder ¼ l Rahm steif schlagen, die Roulade damit bestreichen und mit Schokoladenspänen bestreuen.

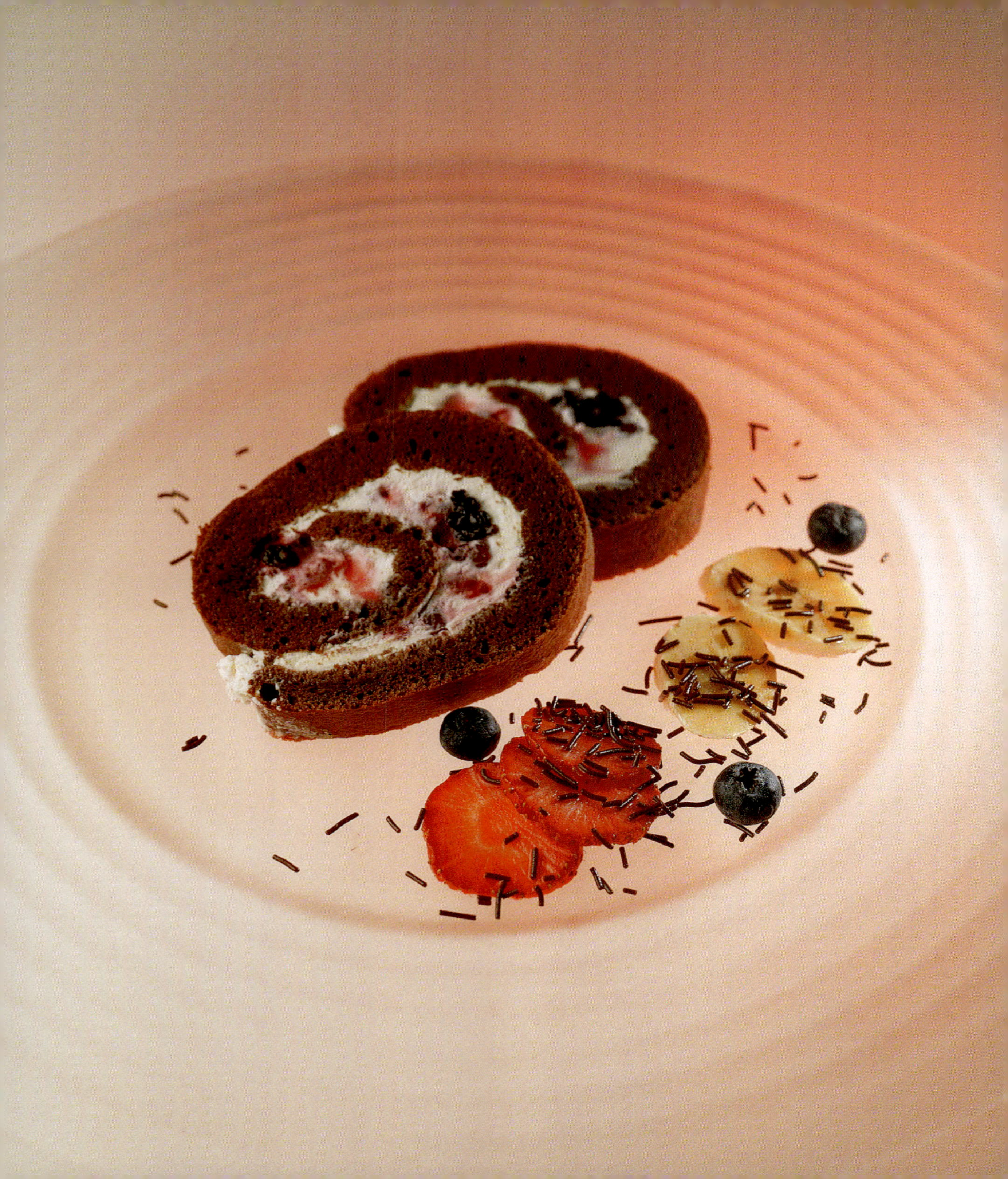

Aprikosenkuchen mit Quark

Für ein grosses Blech

Teig:
300 g Vollkornmehl, ganz fein gemahlen
30 g Hefe
80 g Butter
50 g Akazienhonig oder Vollrohrzucker
1 Prise Salz

Belag:
100 g geriebene Mandeln
ca. 2 kg Aprikosen oder andere Früchte

Guss:
750 g Magerquark
125 g Akazienhonig oder Vollrohrzucker
1 Prise Salz
200 ml Vollrahm
4 Eier

Zucker und Zimt zum Bestreuen

◆ Für den Teig alle Zutaten miteinander verkneten und mindestens 30 Minuten gehen lassen.
◆ Den Backofen auf 200 Grad vorheizen.
◆ Ein Kuchenblech gut buttern und mit dem ausgerollten Teig belegen. Den Teig mit einer Gabel gut einstechen und mit den geriebenen Mandeln bestreuen. Die Aprikosen entsteinen, längs halbieren und schön auf dem Teig anordnen.
◆ Für den Guss alle Zutaten im Mixer pürieren und über die Aprikosen giessen.
◆ Den Kuchen im vorgeheizten Ofen 40–50 Minuten backen. Etwas auskühlen lassen und mit Zimt und eventuell etwas Zucker bestreuen.

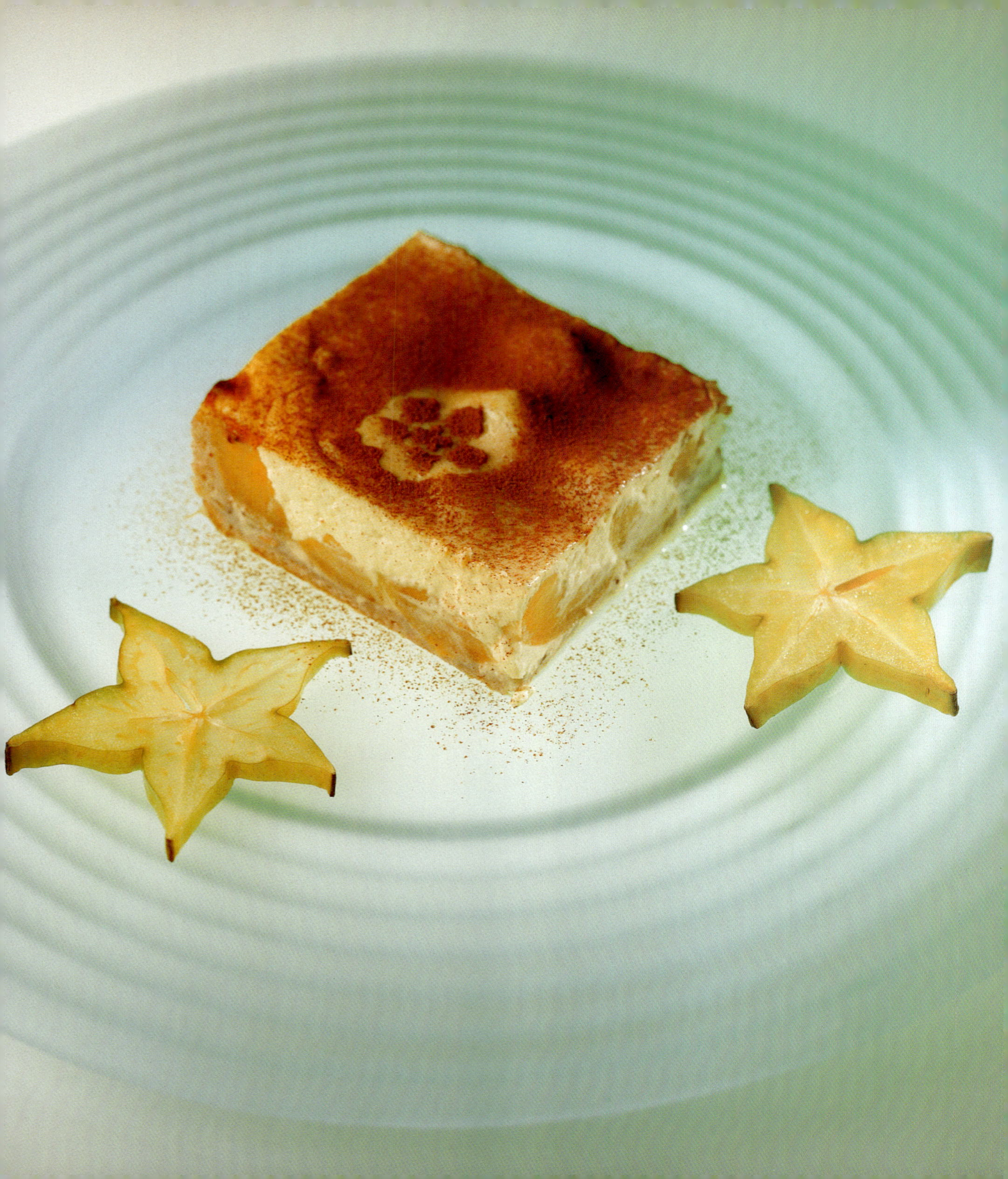

Feigen in Orangensauce

12 reife blaue oder grüne Feigen
125 g Akazienhonig
2 Orangen, unbehandelt oder kurz in kochendem Wasser überwallt, Schale dünn abgeschält, Saft ausgepresst
2 EL Zitronensaft
1/8 l süsser Sherry oder Marsala
2 Zimtstangen
100 g Mascarpone oder steif geschlagener Rahm

◆ Die Feigen halbieren und die Schale mehrmals mit einer Gabel einstechen.
◆ Den Akazienhonig zu einem hellbraunen Karamel einkochen, mit Orangen- und Zitronensaft ablöschen und kochen, bis sich der Karamel aufgelöst hat. Den Sherry oder Marsala, die Zimtstangen und Orangenschale beigeben und einmal kurz aufkochen. Die Flüssigkeit heiss über die Feigen giessen und über Nacht in den Kühlschrank stellen.
◆ Die Feigen aus dem Sud nehmen und auf Tellern anrichten.
◆ Den Sud nochmals etwas einkochen und über die Feigen giessen.
◆ Mit einem grossen Tupfer Mascarpone oder Schlagrahm garnieren.

Tip: Kann sowohl heiss wie kalt serviert werden.

Sesam-Florentiner

1/8 l Rahm
60 g Butter
140 g Akazienhonig
50 g Orangeat
50 g Pistazien, halbiert
100 g Sesam, geschält
50 g Sonnenblumenkerne
50 g Kürbiskerne
50 g Weizenmehl
Vanille- oder Zimtpulver

ca. 50 g Kuvertüre zum Bestreichen

◆ Den Rahm zusammen mit der Butter aufkochen, dann alle übrigen Zutaten beifügen.
◆ Den Backofen auf 150 Grad vorheizen.
◆ Ein grosses Backblech mit Backpapier belegen und leicht einölen. Mit einem Löffel kleine, flache Häufchen von der Körnermasse in genügend Abstand auf das Backpapier setzen und etwa 25 Minuten im Ofen backen. Auf einem Gitter auskühlen lassen.
◆ Die Kuvertüre im Wasserbad schmelzen und die Unterseite der ausgekühlten Florentiner damit bestreichen. Mit einer Gabel Wellenlinien ziehen. Auskühlen und fest werden lassen.

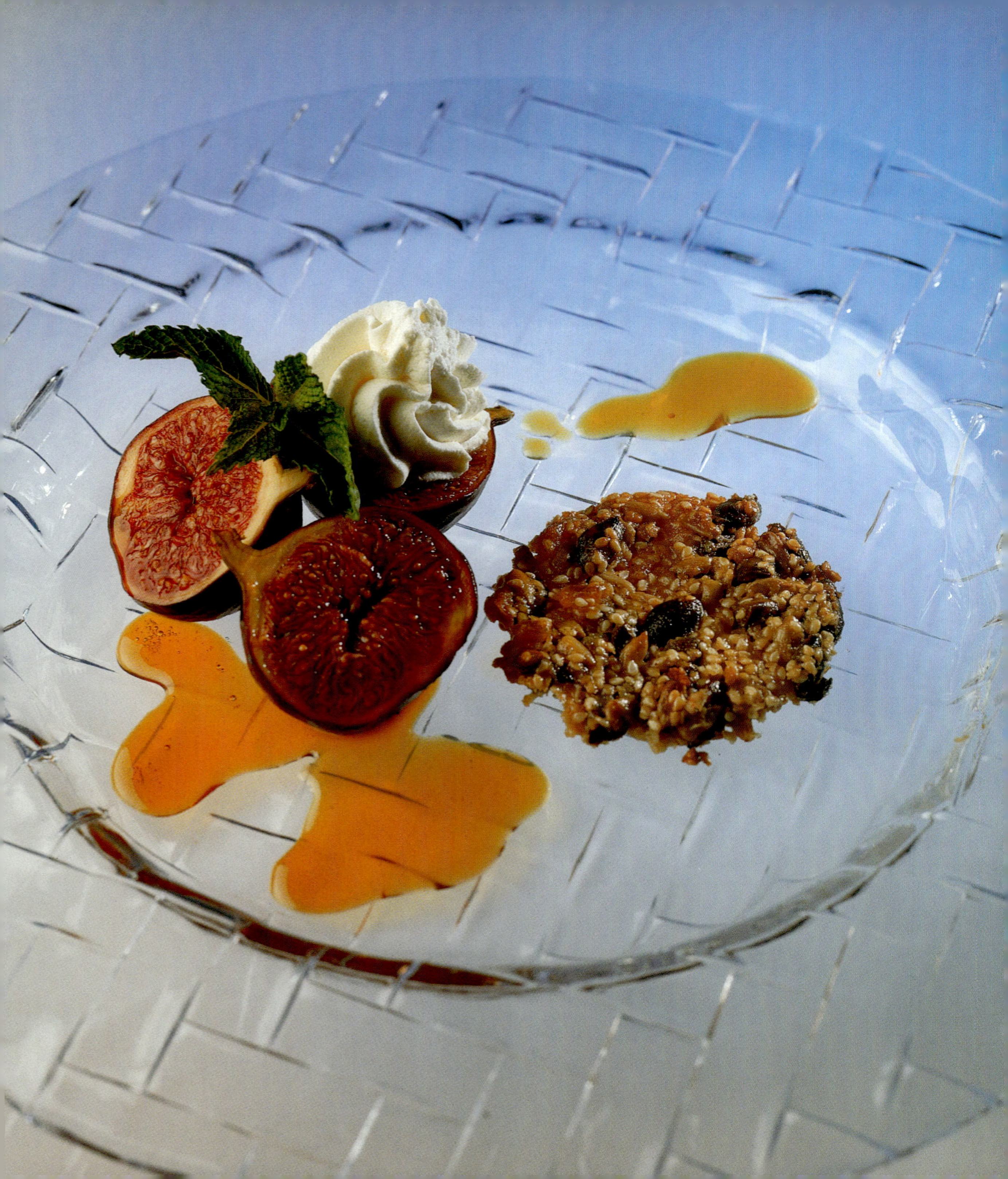

Mango-Mascarpone-Creme

500 g frische Mangos
250 g Mascarpone
250 g Magerquark
3 EL Kirsch
5 EL Akazienhonig

Garnitur: Schokoladenstreusel, Mangoschnitze, evtl. Pfefferminzblätter

◆ Die Mangos schälen, einige Schnitze zur Dekoration beiseite legen und den Rest gut pürieren. Zuerst den Mascarpone, dann den Quark unterziehen. Die Creme mindestens einen Tag im Kühlschrank durchkühlen lassen.
◆ Mit Schokoladenstreusel, Mangoschnitzen und nach Belieben einem Pfefferminzblatt garniert servieren.

Gefüllte Datteln

ca. 500 g schöne, unverletzte Datteln

Füllung:
400 g Mandeln, geschält, im Cutter pulverfein gemahlen
200 g Akazienhonig
nach Belieben Kokosflocken oder geriebene Pistazien zum Bestreuen

◆ Die Datteln sorgfältig aufschneiden und den Kern entfernen.
◆ Für die Füllung die Mandeln mit dem Akazienhonig zu einer festen Masse verkneten. Mit einem Kaffeelöffel jeweils etwas Füllung abstechen, zwischen den flachen Händen zu einer Kugel rollen, diese dann ewas länglich formen und in die geöffneten Datteln legen.
◆ Mit dem Gabelrücken Rillen eindrücken oder die Mandelmasse mit Kokosflocken oder geriebenen Pistazien bestreuen.

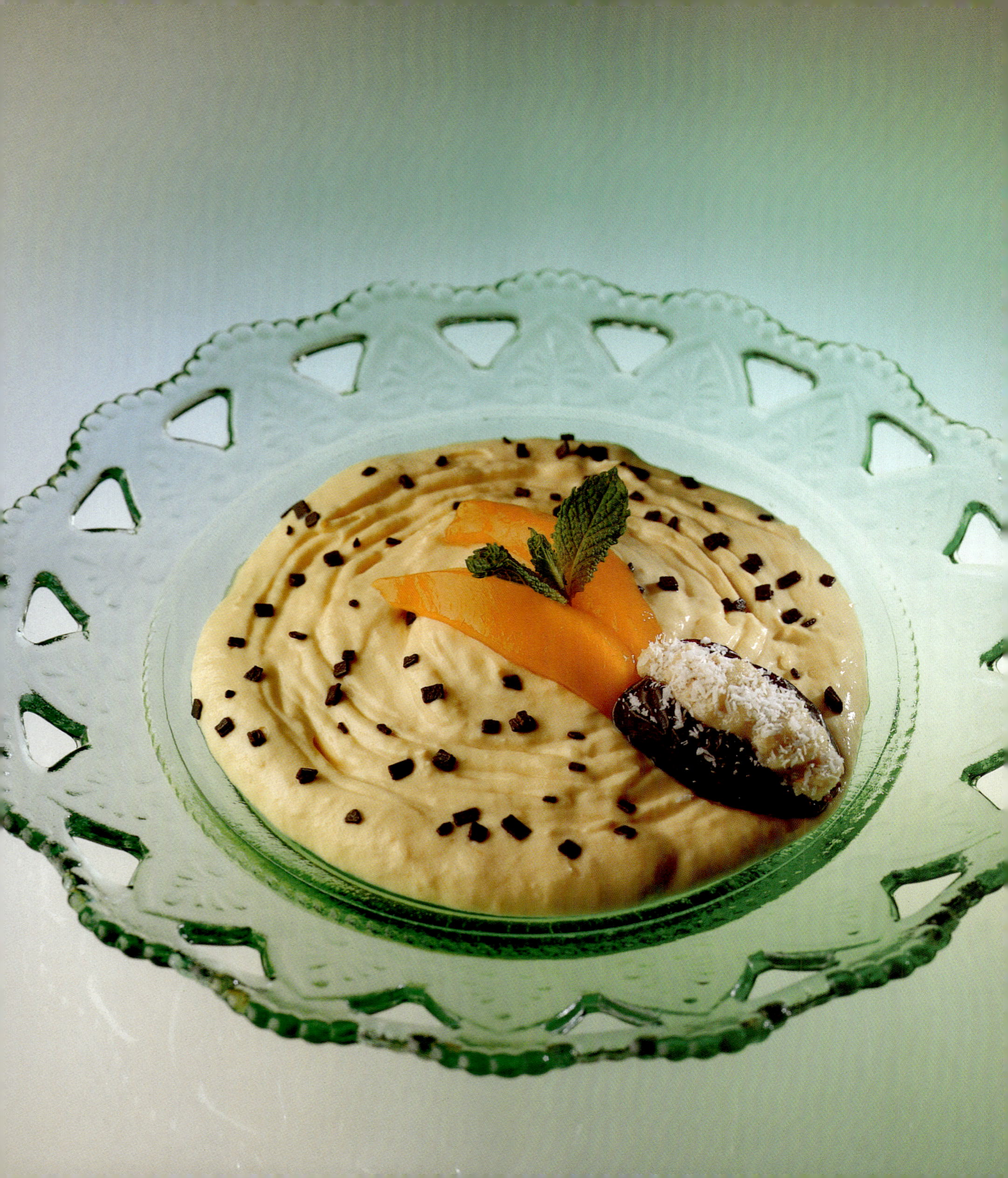

Mandelpudding mit Beerenkompott

Mandelpudding:
90 g Butter, weich
1 TL Zimtpulver
75 g Akazienhonig oder Vollrohrzucker
1 Prise Salz
4 Eier
125 g Mandeln, ungeschält, ganz fein gemahlen
75 g Vollkornzwieback, im Cutter fein gemahlen
15 g Vollkornmehl, ganz fein gemahlen
Butter und Zucker für die Form

Beerenkompott:
200 ml Orangensaft
10 g (= 2 TL) Pfeilwurzmehl oder Maisstärke (Maizena) oder 20 g Sago
100 g Akazienhonig oder Vollrohrzucker
500 g gemischte Beeren
2 Bananen, in kleine Stücke geschnitten

◆ Für den Mandelpudding die Butter mit Zimt, Honig und einer Prise Salz schaumig rühren. Die Eier nacheinander unterziehen. Dann die fein gemahlenen Mandeln, den Vollkornzwieback und das Mehl unterrrühren.

◆ Eine Puddingform mit Deckel oder kleine Metall-Puddingförmchen gut ausbuttern und mit Zucker ausstreuen. Die Puddingmasse einfüllen und im Wasserbad zugedeckt auf dem Herd oder im Backofen bei 180 Grad etwa 1 Stunde garen lassen (bei kleineren Förmchen nur ca. 30 Minuten).

◆ Den Pudding auf ein Gitter stellen und etwas abkühlen lassen, dann stürzen und ganz abkühlen lassen.

◆ Für das Beerenkompott den Orangensaft mit dem Pfeilwurzmehl verrühren und kurz aufkochen. Den Akazienhonig beifügen, dann die Beeren und die Bananen und einmal kurz aufkochen lassen. Vom Herd nehmen und abkühlen lassen.

◆ Den Pudding mit dem Beerenkompott und nach Belieben etwas Schlagrahm servieren.

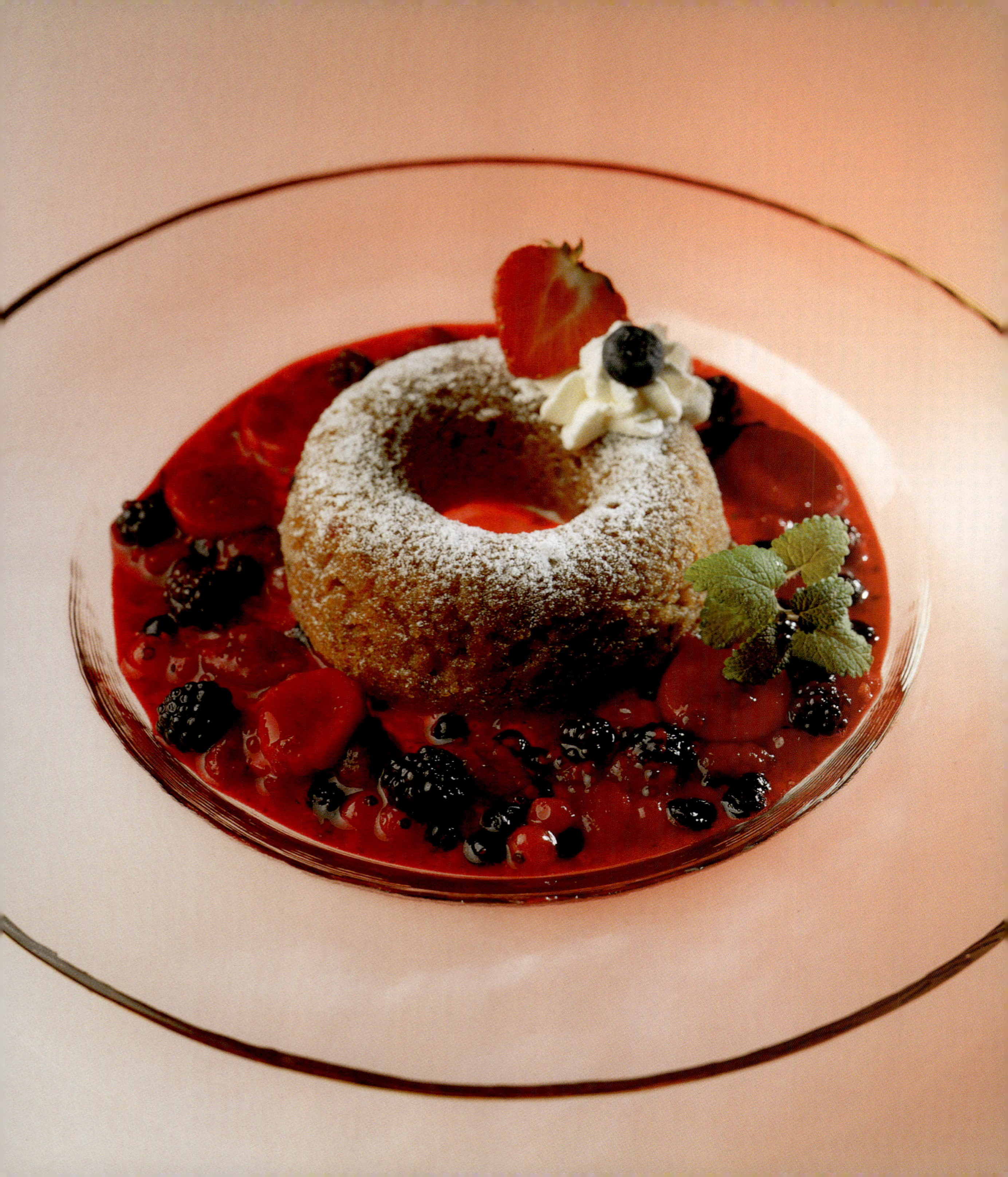

Literaturverzeichnis

Generell eine wichtige Quelle zum Thema der Stoffwechselfunktionen sind für uns die Fachzeitschriften «Nutrition Review» und «Vitamine, Mineralstoffe, Spurenelemente», beides Publikationen von Biochemikern.

Abelow, B.J. et al.: Cross Cultural Association between Dietary Animal Protein and Hip Fracture: A Hypothesis, in: Calcif. Tissue Int. 50, 1992

Bachrach, L.K., D. Guido, D. Katzman et al.: Decreased bone density in adolescent girls with anorexia nervosa, in: Pediatrics, 1990

Barret-Connor, E., J.C. Chang, S. L. Edelson: Coffee-Associated Osteoporosis Offset by Daily Milk Consumption, in: Journal of the American Medical Association 271, 1994

Bielenberg, J.: Nebenwirkungen oraler Kontrazeptiva als Folge eines gestörten Vitamin-B_6-Stoffwechsels, in: Vitaminspur 11, 1996, S. 59-73

Dahlke, Rüdiger W.: Krankheit als Sprache der Seele, Verlag Bertelsmann

ders.: Lebenskrisen als Entwicklungschancen, Verlag Bertelsmann

Davies, K.M., P.H. Pearson, C.A. Huseman et al.: Reduced bone mineral in patients with eating disorders, in: Bone 11, 1990

Dietl, Hans: Neuere Erkenntnisse und Ergebnisse zum Knochenstoffwechsel und zur Osteoporose, in: Journal für Orthomolekulare Medizin, Sonderheft Osteoporose, 1/95

Ellis, F.R. et al.: Incidence of osteoporosis in vegetarians and omnivores, in: American Journal of Clinical Nutrition 25, 1972

Elmadfa, I. u. C. Leitzmann: Ernährung des Menschen, E. Ulmer Verlag

Felson, D.T., Y. Zhang et al.: The effect of postmenopausal estrogen therapy on bone density in elderly women, in: New Engl. Journal of Medicine 329, 1993

Gray, Miranda: Roter Mond, München 1996

Greer, Germaine: Wechseljahre, Econ Verlag 1991

Hegstedt, M. et al.: Long-term effects of level of protein intake on calcium metabolism in young adult women, in: Journal of Nutrition 111, 1981

Hötzel, D.: Versorgungszustand der Bevölkerung der BRD mit Nahrungskalzium, in: VitaMinSpur 3,2 1990

Kieffer,F.: «Osteoporose, eine vermeidbare Alterserscheinung», in: Contact 10, Juni 1998.

Lee, J.R.: Natural Progesterone, BLL Publishing 1993

Linkswiler, H.M. et al.: Protein-induced hypercalciuria, in: Fed. Proc. 40, 1981

Love, Susan: Das Hormonbuch – was Frauen wissen sollten, Krüger Verlag 1997

Lutz, J. et al.: Calcium metabolism in postmeopausal and osteoporotic women consuming two levels of dietary protein, in: Journal of Clinical Nutrition 34, 1981

Margen, S. et al.: Studies in calcium metabolism. 1. The calciuretic effect of dietary protein, in: American Journal of Clinical Nutrition 27, 1974

Ribot C., F. Tremollieres, J.-M. Pouilles et al.: Obesity and postmenopausal bone loss: the influence of obesity on vertebral density and bone turnover in postmenopausal women, in: Bone 8, 1988

Sander, F.: Der Säure-Basenhaushalt des menschlichen Organismus, Hippokrates-Verlag

Schuette, S.A. et al.: Studies on the mechanism of the protein-induced hypercalciuria in older men and women, in: Journal of Nutrition 110, 1980

Vermeer, C. et al.: Physiological Importance of Extrahepatic Vitamin-K-Dependent Carboxylation Reactions, in: Annals of New York Academy of Sciences 669, 1992

Wachmann, A. et al.: Diet and Osteoporosis, Lancet 1, 1968

Weiser, H.: Osteopenie bei Vitaminunterversorgung, in: Vitaminspur 10, 1995

Willett, W.C.: Diet and Health: What should we eat?, in: Science 264, 1994

Wood, R.J.: Potassium Bicarbonate Supplementation and Calcium Metabolism in Post-menopausal Women: Are we barking up the wrong tree?, in: Nutrition Reviews 278, 1994

Yuen, D.E. et al.: Effect of dietary protein on calcium metabolism in man, in: Nutrition Abstr. Reviews 1984

Rezeptverzeichnis

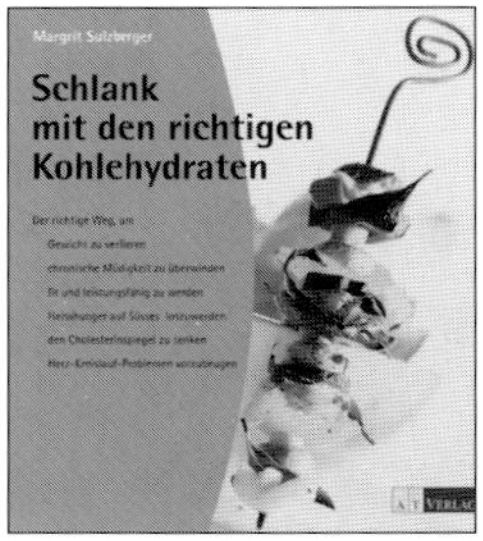

Margrit Sulzberger

Schlank mit den richtigen Kohlehydraten

Schluss mit Kalorienzählen – schlank und fit mit dem glykämischen Index! Die Ursache von Übergewicht ist bei vielen Menschen ein gestörter Stoffwechsel. Die neuesten wissenschaftlichen Erkenntnisse zum Stoffwechsel spannend und leicht verständlich beschrieben, ein Fragebogen zur Ermittlung eines gestörten Zuckerstoffwechsels, praktische Listen mit den günstigen und ungünstigen Kohlehydraten sowie ein 10-Tage-Menüplan.

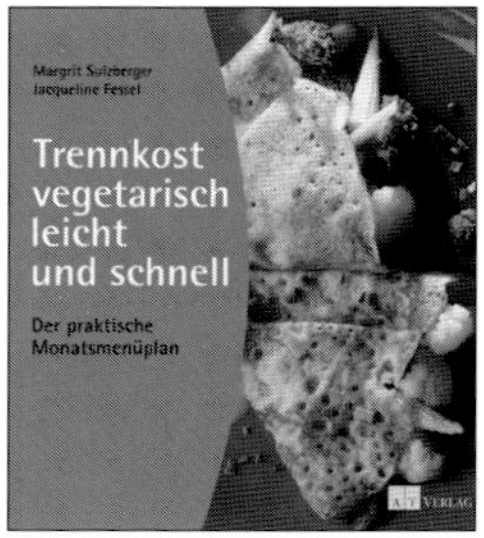

Margrit Sulzberger/Jacqueline Fessel

Trennkost vegetarisch – leicht und schnell

Der praktische Monatsmenüplan

Trennkost ist der ideale Weg, um auf gesunde Art abzunehmen, Verdauungsbeschwerden wie Übersäuerung, Völlegefühl und Blähungen abzuhelfen und damit Wohlbefinden und Vitalität zu erlangen. Mit 92 vegetarischen Rezepten für einen ganzen Monat – praktisch angeordnet in 4 Wochenplänen mit Menüvorschlägen für jeden Tag.

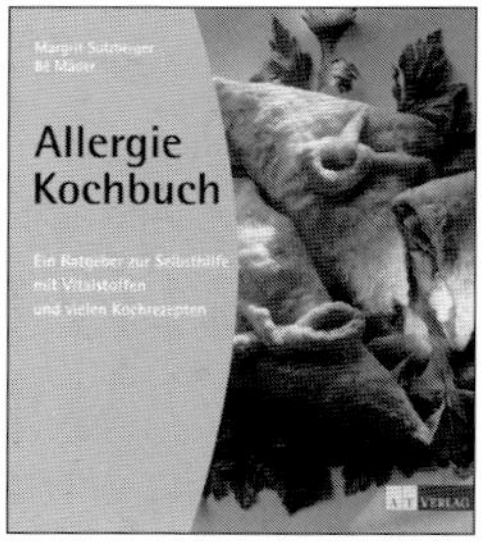

Margrit Sulzberger/Bé Mäder

Allergie-Kochbuch

Ein Ratgeber zur Selbsthilfe mit Vitalstoffen und vielen Kochrezepten

Allergien sind Überempfindlichkeitsreaktionen des Abwehr- und Immunsystems. Eine wirkliche Heilung lässt sich nur erreichen, indem das Immunsystem entlastet und die Abwehrmechanismen des Körpers gestärkt werden. Mit 80 Rezepten, praktischen Behandlungsplänen für die verschiedenen Allergieerkrankungen und Hinweisen zur unterstützenden Behandlung mit sanften, ganzheitlichen Methoden.

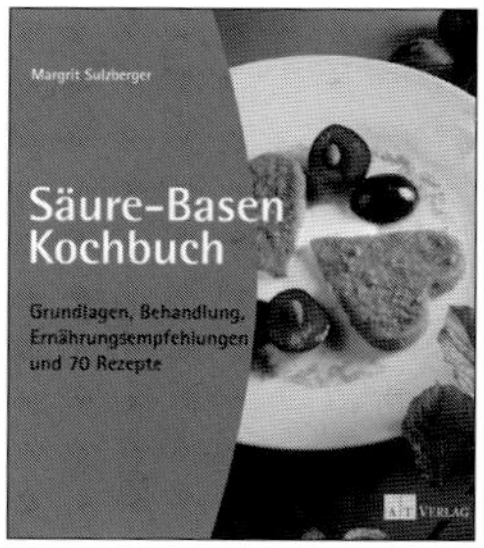

Margrit Sulzberger

Säure-Basen-Kochbuch

Grundlagen, Behandlung, Ernährungsempfehlungen und 70 Rezepte

Übersäuerung kann sich in vielfältigen Symptomen – von Sodbrennen über Verdauungsstörungen bis hin zu Rheuma, Gicht oder Arthrose – äussern. Durch einfache therapeutische Massnahmen und eine geeignete Ernährung kommt der Säure-Basen-Haushalt wieder ins Gleichgewicht. Mit 70 schnellen und attraktiven Rezepten.

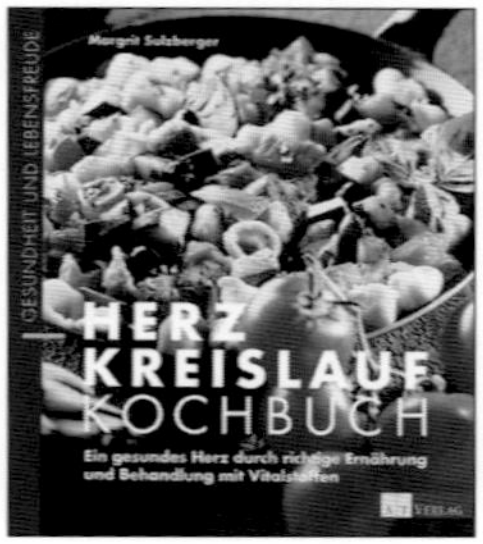

Margrit Sulzberger
Herz-Kreislauf-Kochbuch
Ein gesundes Herz durch richtige Ernährung und Behandlung mit Vitalstoffen

Die ideale Kost für ein gesundes Herz bietet die Mittelmeerküche. 70 schnelle, raffinierte und äusserst schmackhafte Gerichte zeigen, wie man auf lustvolle Weise Herz-Kreislauf-Erkrankungen vorbeugen und, unterstützt durch den gezielten Einsatz von Vitamin- und Mineralstoffpräparaten, zu ihrer Heilung beitragen kann.

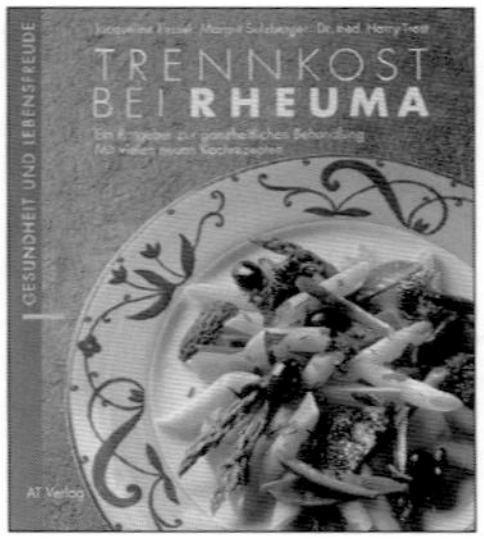

Margrit Sulzberger/Jacqueline Fessel
Trennkost bei Rheuma
Ein Ratgeber zur ganzheitlichen Behandlung
Mit vielen neuen Kochrezepten

Eine ausgewogene, besonders basenreiche Trennkost hilft, rheumatischen Erkrankungen vorzubeugen und bestehende Beschwerden zu lindern. Mit 70 abwechslungsreichen Rezepten – im praktischen Monatsmenüplan – sowie einer kurzen Einführung in die verschiedenen Erkrankungen des rheumatischen Formenkreises, ihre Ursachen und die gängigen Therapien.

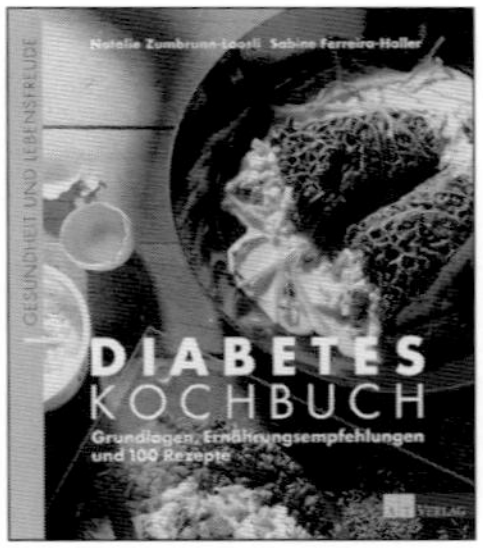

Natalie Zumbrunn-Loosli/Sabine Ferreira-Haller
Diabetes-Kochbuch
Grundlagen, Ernährungsempfehlungen und 100 Rezepte

Die Ernährung spielt bei Diabetes eine entscheidende Rolle. 100 Rezepte zeigen, wie genussvoll und trotzdem gesund eine moderne Diabetes-Ernährung sein kann. Jedes Rezept mit Nährstoffangaben sowie praktischen Tipps für Variationen, Vereinfachungen oder die Verwendung von sinnvollen Fertigprodukten. Ein Alltagskochbuch für Diabetiker und für die ganze Familie.

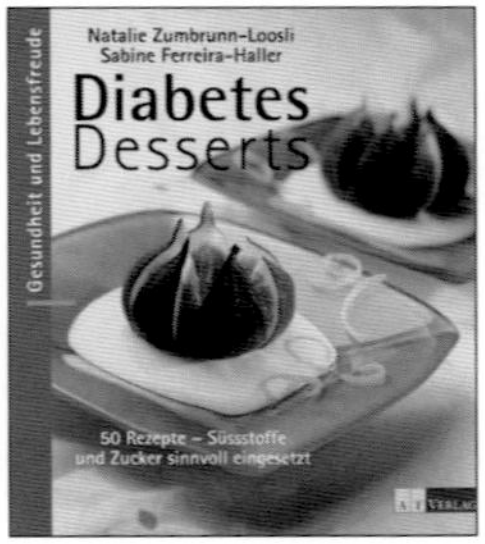

Natalie Zumbrunn-Loosli/Sabine Ferreira-Haller
Diabetes-Desserts
50 Rezepte – Süssstoffe und Zucker sinnvoll eingesetzt

«Süsse Genüsse» für Diabetiker! 50 attraktive und abwechslungsreiche Rezepte für leichte, erfrischende Fruchtspeisen, beliebte traditionelle Desserts sowie feine Kuchen und Gebäcke, ergänzt durch schnelle, unkomplizierte Desserts aus Fertigprodukten. Alle Rezepte mit genauen Nährstoffangaben und ergänzt durch Tipps zur Vereinfachung und Abwandlung.

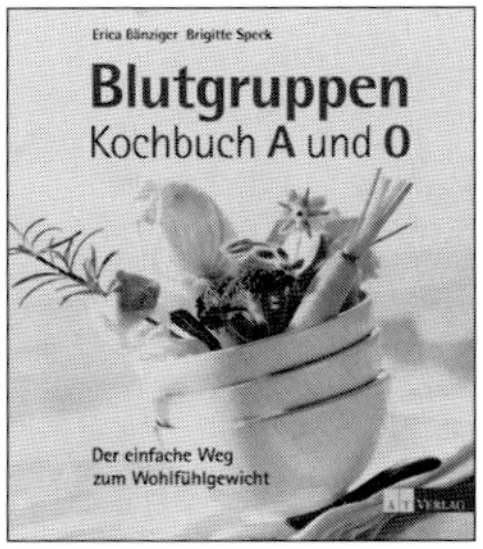

Erica Bänziger/Brigitte Speck
Blutgruppen-Kochbuch 0 und A
Der einfache Weg zum Wohlfühlgewicht

Die praktische Erfahrung zeigt: Die Ernährung nach den Blutgruppen hilft abzunehmen und das Gewicht zu halten, fördert das Wohlbefinden und beugt gesundheitlichen Störungen vor. 100 Alltagsrezepte für die zwei häufigsten Blutgruppen 0 und A mit den wichtigsten Ernährungsempfehlungen und praktischen, übersichtlichen Lebensmitteltabellen.

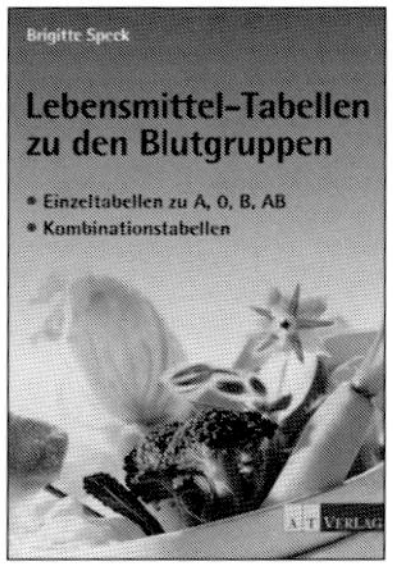

Brigitte Speck
Lebensmitteltabellen zu den Blutgruppen
– Einzeltabellen zu 0, A, B, AB
– Kombinationstabellen

Für jede Blutgruppe sind ganz bestimmte Nahrungsmittel zu empfehlen, andere weniger oder gar nicht. Mit den ausführlichen Einzellisten für jede Blutgruppe und den neu entwickelten, übersichtlichen Kombinationslisten für sämtliche mögliche Kombinationen von Blutgruppen wird das Kochen nach den Blutgruppen zum Kinderspiel.

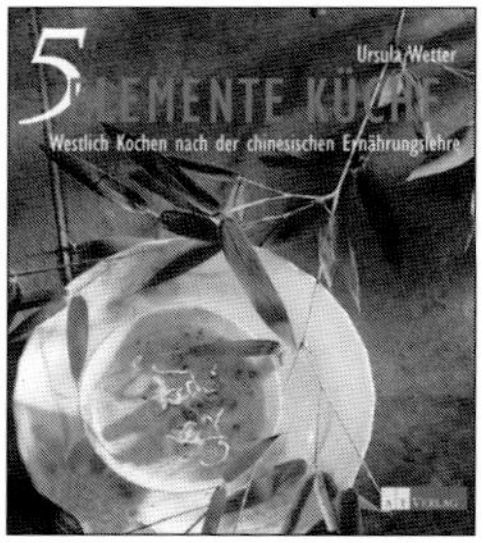

Ursula Wetter
5-Elemente-Küche
Westlich kochen nach der chinesischen Ernährungslehre

Nach der 5-Elemente-Lehre hat jedes Lebensmittel eine bestimmte Energetik, einen bestimmten Geschmack und eine bestimmte Wirkungsrichtung. Ziel einer gesunden und gesund erhaltenden Ernährung ist, durch die richtige Wahl und Zubereitung der Gerichte ein harmonisches Gleichgewicht zu schaffen. Mit 60 Rezepten, einer fundierten Einführung in die 5-Elemente-Ernährung, zahlreichen grafischen Darstellungen und Tabellen.

AT Verlag
Bahnhofstrasse 39–43
CH-5001 Aarau
Telefon ++41-(0)62-836 62 46
Fax ++41-(0)62-836 66 67
E-mail: at-verlag@azag.ch
Internet: www.at-verlag.ch